ENCYCLOPÉDIE

ÉLECTROTECHNIQUE

PAR

UN COMITÉ D'INGÉNIEURS SPÉCIALISTES

F. LOPPÉ, INGÉNIEUR DES ARTS ET MANUFACTURES
SECRÉTAIRE

ÉLECTRICITÉ MÉDICALE

PAR

J.-L. BRETON et Dr Jacques VAILLANT

PARIS
LIBRAIRIE DES SCIENCES ET DE L'INDUSTRIE
L. GEISLER, IMPRIMEUR-ÉDITEUR
1, Rue de Médicis, 1

—

1910

51e Fascicule.

ÉLECTRICITÉ MÉDICALE

ERRATA

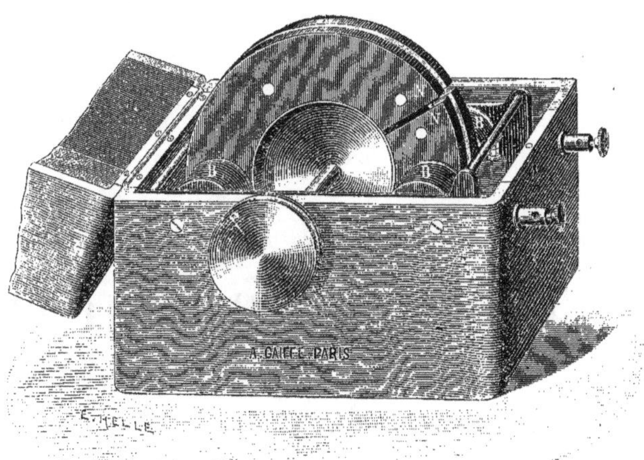

La figure ci-dessus représente la Magnéto à courants sinusoïdaux de M. Gaiffe et doit être à la place de la figure 29, page 79.

La figure représentée page 79 correspond au texte de la page 156.

ENCYCLOPÉDIE
ÉLECTROTECHNIQUE

PAR

UN COMITÉ D'INGÉNIEURS SPÉCIALISTES

F. LOPPÉ, INGÉNIEUR DES ARTS ET MANUFACTURES
SECRÉTAIRE

ÉLECTRICITÉ MÉDICALE

PAR

J.-L. BRETON et Dr Jacques VAILLANT

PARIS
LIBRAIRIE DES SCIENCES ET DE L'INDUSTRIE
L. GEISLER, IMPRIMEUR-ÉDITEUR
1, Rue de Médicis, 1

1910

AVANT-PROPOS

L'Électricité Médicale est une des branches de la thérapeutique dont l'intérêt réside non seulement dans l'étude des moyens permettant au médecin de faire œuvre utile, mais aussi dans la recherche de procédés nouveaux, de techniques neuves pour lesquelles le champ s'ouvre presque seulement et singulièrement étendu. Elle avait fait relativement peu de progrès depuis l'invention des machines statiques, de la pile et de la bobine d'induction : on manquait jusqu'à ces dernières années d'instruments de mesure précis, et toute science ne progresse que lorsqu'elle dispose de ces moyens, lorsque son action peut être dosée. C'est la découverte des galvanomètres apériodiques qui allait favoriser l'essor de l'Électricité Médicale et aussi l'emploi qu'on commençait pour l'application du courant continu des grandes électrodes permettant d'atteindre des intensités suffisamment élevées pour arriver à des résultats utiles, sans danger d'eschares, eschares auparavant considérées comme nécessaires à l'effet curatif précisément parce qu'elles se produisaient, par l'intermédiaire de petites électrodes, avec les intensités qu'il fallait atteindre pour obtenir des guérisons.

Alors qu'aussi les découvertes de d'Arsonval venaient de mettre à la disposition de l'Électrothérapeute les courants ondulatoires et sinusoïdaux, deux modalités nouvelles de l'électricité (on pourrait presque plutôt dire deux médications para-électriques), inventées coup sur coup, les Rayons X et la Haute-Fréquence, attirèrent toute l'attention des médecins électriciens, et sur elles se concentrèrent leur intérêt, leur activité et leurs recherches.

Chacun sait l'importance de ces découvertes. Les Rayons X sont un élément de diagnostic incomparable dans quantité de cas et le haut intérêt qui s'attachait à leur étude justifie l'importance des travaux auxquels ils ont donné lieu depuis et qui ont amené le perfectionnement de la technique. Comme moyen thérapeutique, les résultats sont infiniment moins intéressants quant à présent, et ils ont produit des accidents qui en font une arme peu sûre et souvent dangereuse.

Les courants de Haute-Fréquence qui, vers la même époque que les Rayons X, accaparèrent l'activité des savants et des médecins électriciens ont eu auprès de tous un succès, une vogue qui semble s'atténuer quelque peu. Devant d'abord tout guérir, la Haute-Fréquence est préconisée maintenant dans quelques cas seulement.

Donc, au moment de ces deux grandes découvertes et depuis, on a abandonné pour se consacrer presque exclusivement à leur étude, celle de la bonne vieille électricité sur le point de devenir d'un intérêt autrement grand parce que les moyens nous étaient donnés de la doser plus exactement et de l'appliquer avec plus d'efficacité. Au lieu de la rajeunir, on la délaissa.

Ceci est évidemment surtout vrai pour le courant continu (les courants statiques et d'induction ne sont encore à l'heure qu'il est que très malaisément et bien inexactement dosables), mais ce que nous nous appliquerons à démontrer c'est cette importance primordiale du courant continu qui domine toute l'Électricité Médicale. A lui seul, par la multiplicité de ses actions, par le nombre des formes de ses applications, par les directions variables qu'on peut lui imprimer dans l'organisme à volonté, par les effets différents des pôles, par l'électrolyse et la cataphorèse, par l'introduction des ions médicamenteux, il rend des services considérables et constitue la partie de beaucoup la plus importante de l'Électricité Médicale. Nous l'étudierons donc en premier lieu, un peu comme s'il était seul à notre disposition, indiquant à propos de ses effets thérapeutiques les autres modalités électriques qui lui servent d'adjuvants dans certains cas, et nous poursuivrons notre étude par celle de ces autres courants.

Les notions plus particulièrement théoriques de l'électricité sont ou doivent être traitées dans d'autres fascicules de cette encyclopédie et nous les passerons volontairement sous silence, nous attachant à la description des instruments et appareils utilisés en électrothérapie, ce qui est l'œuvre de l'un de nous, et nous efforçant de montrer d'autre part le côté pratique, clinique de cette science dont l'utilité est trop souvent insoupçonnée des médecins eux-mêmes.

PREMIÈRE PARTIE

COURANT CONTINU

Le courant galvanique ou continu, qu'il soit produit par des piles, des accumulateurs, ou fourni par un secteur urbain doit, pour être appliqué sur l'organisme humain, y pénétrer en un point et en sortir en un autre point, les milieux liquides qui entrent dans la composition du corps servant de conducteur, fermant le circuit entre le pôle positif et le pôle négatif mis en contact avec lui ; autrement dit, le courant traverse le corps par l'intermédiaire des électrodes positive et négative reliées par des conducteurs aux pôles du générateur de courant.

Les courants continus de faible intensité, s'élevant au maximum à 100 milliampères (mA) sont employés en médecine par leur action directe sur l'organisme en traversant une partie du corps et par leur action électrolytique sur la matière organique d'un organe déterminé. Dans la première, on prend de grandes précautions pour éviter l'action chimique aux points d'application des électrodes, action qui produit une modification de l'épiderme provoquant une sensation de brûlure et que l'on nomme eschare ; dans la seconde action, appelée électrolyse ou galvanocaustique chimique, ce sont au contraire ces actions chimiques, cette décomposition électrolytique des tissus, qui sont utilisées.

CHAPITRE PREMIER

PRODUCTION DU COURANT CONTINU POUR LES APPLICATIONS MÉDICALES

Comme source de courant continu on emploie soit des *piles*, soit des *accumulateurs*, soit le courant fourni par un *secteur urbain*.

A) **Piles.** — M. Chardin a adopté pour ses appareils les piles au bisulfate de mercure dont la force électromotrice est assez élevée

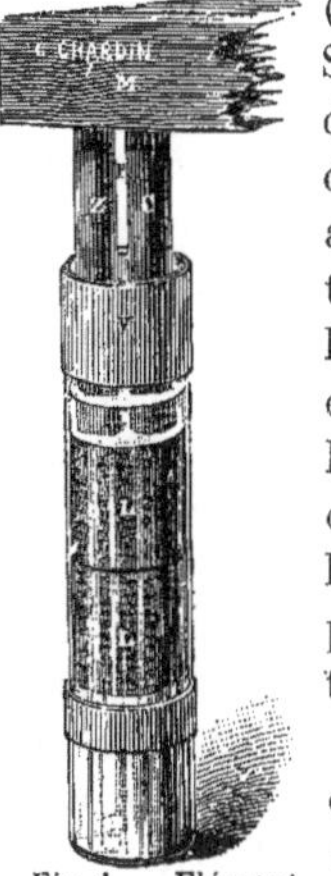

Fig. 1. — Elément Chardin à flotteur.

(1^v,526), et dont la constance est très satisfaisante. Ses éléments (fig. 1) sont constitués de deux cylindres, l'un de zinc, l'autre de charbon, plongeant dans un vase cylindrique contenant la solution active ; pour permettre le transport les vases contiennent un double flotteur de liège qui surnage sur le liquide lorsque les électrodes sont soulevées et empêche ainsi l'épanchement du liquide ; dès que l'on met la pile en fonction en abaissant les électrodes ou, ce qui revient au même, en soulevant les vases, les flotteurs s'enfoncent dans le liquide et celui-ci passant à la partie supérieure vient baigner ces électrodes.

M. Chardin a depuis perfectionné ce modèle et son dernier dispositif, spécialement destiné à l'électrolyse qui demande des courants relativement intenses, est représenté par la figure 2 ; le cylindre de zinc est

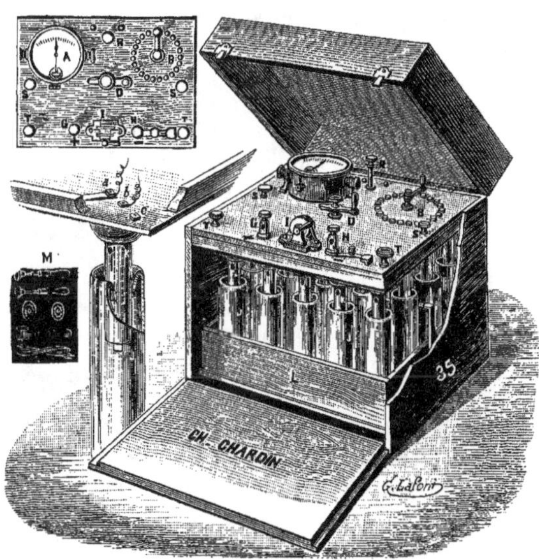

Fig. 2. — Pile médicale au bisulfate de mercure de Chardin.

placé au centre d'un tube de charbon, lequel pénètre dans un vase cylindrique en celluloïd dont la partie supérieure, en forme d'entonnoir s'adapte contre sa surface et produit une fermeture suffisante pour éviter toute projection de liquide ; l'emploi du celluloïd permet d'obtenir une grande légèreté et une grande sécurité, ces vases pesant dix fois moins que ceux de verre et ne risquant pas de se briser. Les charbons et les zincs de chaque élément sont fixés à une seule planchette et les connexions sont recouvertes par une seconde planchette ; tous les vases sont contenus dans le casier L qui peut être soulevé ou abaissé à l'aide de la tige D immobilisée à hauteur voulue par le cliquet E prenant appui sur la crémaillère G ; grâce à cette disposition, on peut facilement retirer les électrodes du liquide excitateur ou les y plonger plus ou moins pour régler le débit de la pile ; en A se trouve le galvanomètre servant à mesurer l'intensité du courant, en I est un inverseur de courant et en C le collecteur permettant de mettre en circuit un nombre plus ou moins grand d'éléments. Le tout est disposé dans une caisse à poignée qui permet un transport facile ; ces appareils se construisent avec 18, 24 et 32 éléments. En remplaçant le bisulfate de mercure par une solution de bichromate de potasse et d'acide sulfurique et en groupant les éléments en quantité la même pile donne un courant assez puissant pour alimenter les petites lampes médicales dont nous étudierons l'application plus loin.

M. Trouvé à également adopté les piles au sulfate de mercure ; les électrodes sont constituées par un crayon de zinc placé entre deux crayons de charbon ; la caisse à compartiments rectangulaires qui renferme le liquide excitateur est en ébonite et peut être soulevée plus ou moins au moyen d'une tige à crémaillère qui peut être fixée à la hauteur voulue par un petit cliquet, les connexions des éléments sont renfermées entre deux planchettes ; un collecteur double dont nous étudierons plus loin le fonctionnement, permet de grouper les éléments de diverses manières; un milliampèremètre et un inverseur du courant complètent l'appareil renfermé dans une boîte très transportable.

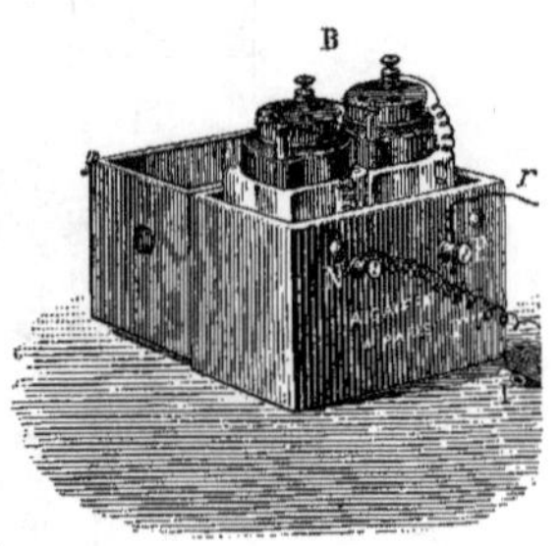

Fig. 3. — Eléments au bioxyde de manganèse (Gaiffe).

Dans ses appareils, M. Gaiffe emploie des piles au bioxyde de manganèse et chlorure de zinc, sorte de pile Lechanché dont le vase poreux est constitué par un cylindre creux de charbon (fig. 3), contenant des couches superposées de grains de bioxyde de manganèse et de charbon, et dont la solution de chlorhydrate d'ammoniaque est remplacée par une solution de chlorure de zinc. Il emploie également des couples au chlorure d'argent ainsi que des piles au sulfate de bioxyde de mercure.

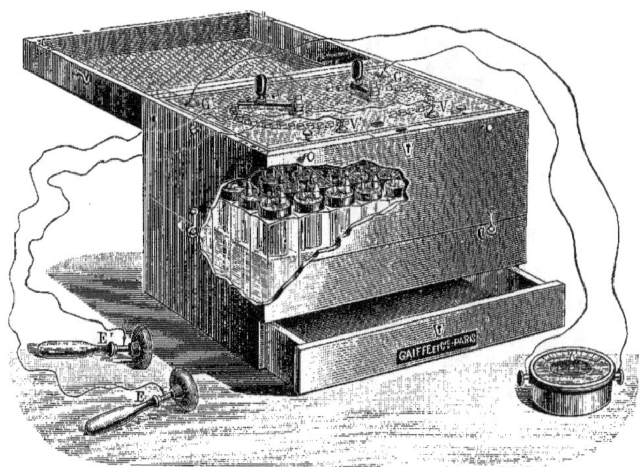

Fig. 4. — Batterie de M. Gaiffe au bioxyde de manganèse.

La figure 4 représente une batterie, avec éléments au bioxyde de manganèse et chlorure de zinc. Cette batterie comprenant 24, 36, 48 ou 60 éléments est renfermée dans une caisse en acajou avec ses différents accessoires dont un collecteur double et un galvanomètre. La figure 5 représente un meuble en vieux chêne contenant les batteries au bioxyde de manganèse et chlorure de zinc de 24, 36, 48 et 60 éléments et dont le dessus, en forme de pupitre, supporte un collecteur double ou un réducteur de potentiel, un inverseur de courant et un galvanomètre d'Arsonval-Gaiffe.

Une autre batterie du même constructeur est composée d'éléments au chlorure d'argent ; elle est munie d'un collecteur double permettant de coupler ces éléments et de les prendre deux par deux. Ces éléments (fig. 6) sont constitués par un vase d'ébonite fermé par un couvercle à vis sur lequel sont fixés un zinc amalgamé et une plaque de chlorure d'argent fondu enfermée dans un sac de toile : un casier de papier buvard contient le liquide excitateur et maintient les électrodes à un écartement convenable. Cette pile est surtout destinée aux médecins

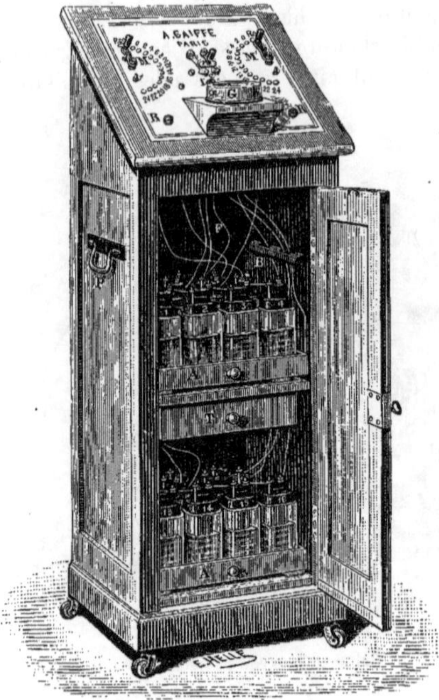

Fig. 5.
Batterie de cabinet au bioxyde de manganèse.

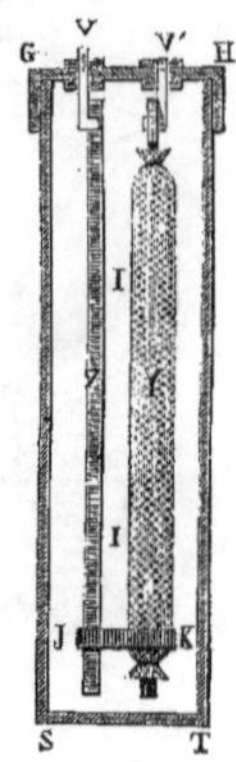

Fig. 6.
Elément au chlorure d'argent.

devant se déplacer souvent car, ne contenant pas de liquide libre, elle peut être transportée sans danger. Mais elle ne peut servir utilement dans les pays chauds, où les couples, se desséchant rapidement, sont mis hors d'usage au bout de peu de temps.

Le modèle (fig. 7) est une batterie au sulfate de bioxyde de mercure munie d'un collecteur simple rectiligne permettant de prendre les couples un à un. Les éléments sont constitués par une tige de zinc placée au centre d'un tube de charbon de cornue ; toutes les connexions sont visibles ; les vases contenant le liquide actif sont disposés dans un casier pouvant être soulevé ou abaissé à volonté à l'aide d'une tige centrale.

La figure 8 représente un autre modèle analogue à collecteur curvi-

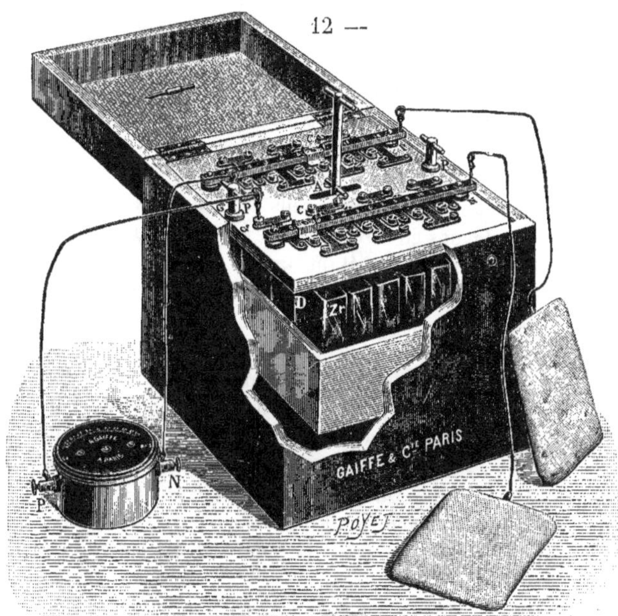

Fig. 7. — Batterie au bioxyde de mercure.

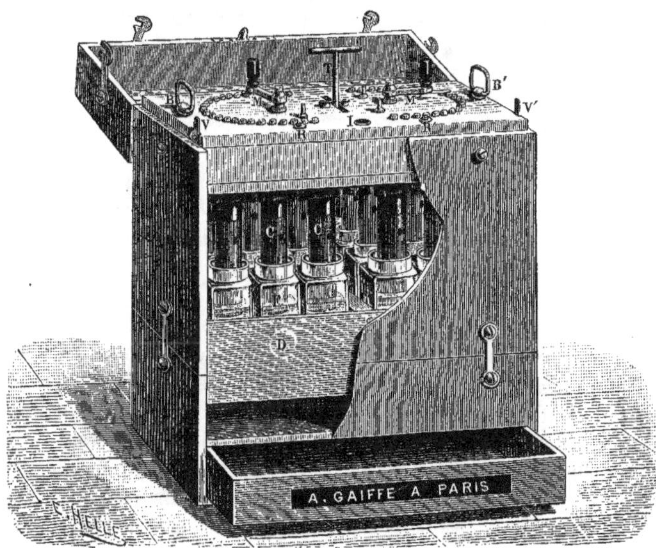

Fig. 8. — Batterie au sulfate de mercure à collecteur double.

ligne double. Les accessoires sont enfermés dans un tiroir disposé à la partie inférieure de la caisse contenant les éléments ; l'intensité maximum du courant que cette batterie peut débiter est de 250 mA avec 48 couples en action.

Le collecteur double des appareils de Gaiffe est ingénieusement disposé et nous devons en dire un mot avant de poursuivre ; ce collecteur à double cadran permet, étant donnée une pile montée en vue des résistances quelconques que pourra offrir le circuit extérieur : 1° de faire entrer les couples un à un ou deux à deux dans le circuit, suivant que la batterie est reliée au collecteur couple par couple ou deux couples par deux couples, sans que jamais la variation ne dépasse celle due à l'accroissement d'intensité déterminée par l'addition d'un ou de deux couples ; 2° de faire entrer dans le circuit un segment quelconque de la pile, ce qui permet, dans les cas où un nombre restreint de couples est mis en action, de répartir le travail de façon à ne pas constamment user les mêmes.

Le schéma ci-contre (fig. 9) permet de voir clairement la disposition

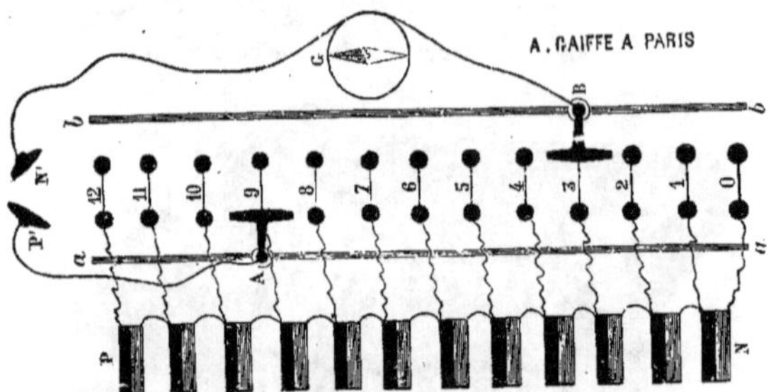

Fig. 9. — Schéma du collecteur double de M. Gaiffe.

d'un de ces organes monté pour prendre les couples un par un. Les douze premières paires de boutons métalliques 0, 1, 2, 3, 4, etc., reliés deux à deux par des fils conducteurs, sont en communication avec les pôles négatifs des couples de la pile, tandis que la treizième est en communication avec le pôle positif du dernier élément. On peut donc, en attachant convenablement à ces boutons les conducteurs AP′, BN′, y recueillir le courant fourni soit par la pile entière, soit par un segment quelconque de celle-ci. Par exemple la disposition représentée sur la figure donne le courant de six couples, de 4 à 9 inclusivement. Le contact des conducteurs avec les boutons est assuré par des ressorts en T, A et B, représentés ici mobiles le long des rainures *aa*, *bb*. La branche transversale du T des ressorts est assez longue pour qu'elle puisse reposer sur deux boutons à la fois et que l'introduction d'un nouveau couple dans le circuit ait lieu avant l'abandon du couple précédent, de façon que la variation de tension soit limitée à celle résultant de l'addition d'un couple, sans variation négative préalable répondant à la brusque suppression de tout le courant qui passait auparavant. Le ressort A pouvant être amené sur l'un quelconque des boutons de la rangée de gauche, et le ressort B sur l'un quelconque des boutons de la rangée de droite, on pourra ainsi recueillir le courant d'un segment quelconque, initial, terminal ou intermédiaire, le contact le plus rapproché de O étant négatif. On a ainsi la facilité, dans les applications où l'on n'utilise qu'un nombre restreint de couples, de les choisir où l'on veut, ménageant les autres, et d'éviter ainsi de faire porter exclusivement la dépense chimique sur l'une des extrémités de la pile.

Maintenant que, sans rien changer à l'économie générale de ce mécanisme, on donne à chacune des rangées de boutons la forme d'un cercle, comme le montre la figure 10, on pourra rendre fixe, au centre de la courbe, la base des ressorts en T ; à leur glissement le long des rainures se trouvera alors substituée la rotation autour d'un point fixe ; et l'on aura simplifié la manœuvre en même temps qu'économisé la place.

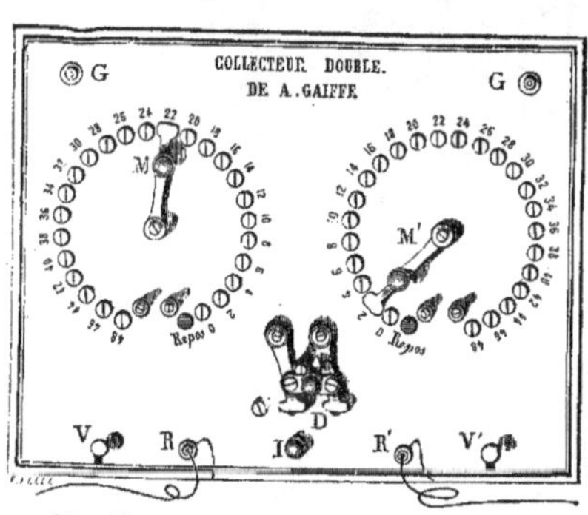

Fig. 10. — Collecteur double de M. Gaiffe.

Ce collecteur permet enfin de vérifier en peu de minutes l'état de la pile qu'on va employer. Fermant le circuit extérieurement sur un galvanomètre, à l'aide des rhéophores fixés aux deux points d'attache RR′, on fait entrer dans le circuit les couples successivement un à un. La boussole traduit immédiatement leur activité ou leur défaillance.

M. G[ve] Lézy a construit sur les données de M. le Dr Zimmern une batterie (fig. 11) destinée à faciliter aux praticiens toutes les opérations de l'électrothérapie comportant l'emploi du courant continu. Éminemment transportable puisque le dispositif des vases est tel que l'appareil ne peut se détériorer sous l'influence des chocs et oscillations, cette

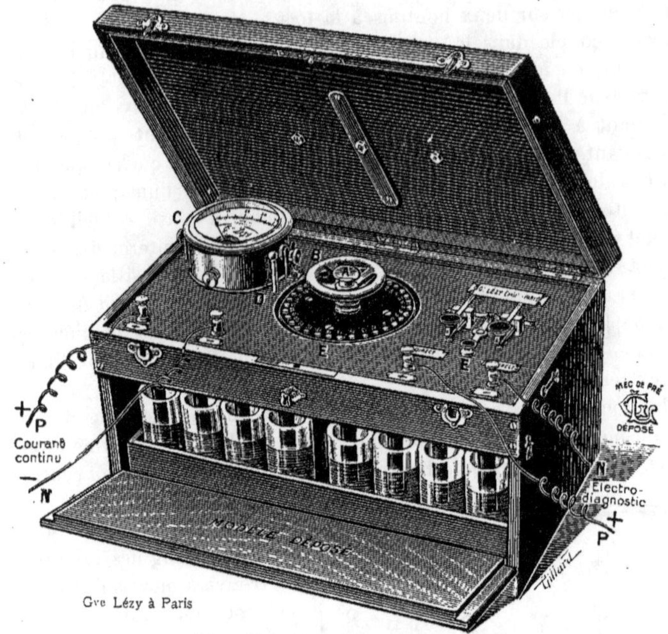

Fig. 11. — Batterie portative du Dr Zimmern (M. Lézy).

batterie peut donc servir aussi bien dans le cabinet du médecin qui ne dispose pas du courant continu fourni par le secteur de la ville qu'au domicile des malades. Au point de vue de l'électro-diagnostic, cette batterie possède à l'état fixe tous les instruments et accessoires nécessaires pour la recherche des réactions des nerfs et des muscles (manipulateur à double clé, interrupteur, renverseur, galvanomètre, etc.).

Pour les besoins de l'électrothérapie, la force électromotrice fournie par 32 éléments atteint 45 volts et est suffisante pour la grande majorité des applications thérapeutiques.

La facilité avec laquelle toutes les pièces sont démontables permet au médecin de vérifier lui-même leur intégrité sans avoir recours au constructeur.

Comme l'indique la figure 12, la plate-forme du dessus se lève comme un pupitre et met à découvert toutes les connexions repérées élément par élément suivant le n° du collecteur. Le médecin peut

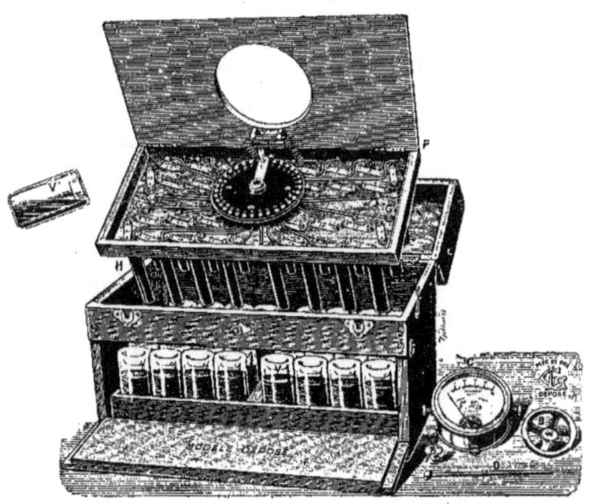

Gve Lézy à Paris

Fig. 12. — Batterie du Dr Zimmern (démontée).

ainsi remplacer lui-même les zincs après usure sans avoir recours à un spécialiste.

Cette plate-forme est en ébonite pour assurer une durée indéfinie dans le montage des éléments tout en conservant une planéité et un isolement parfaits.

La plongée des éléments se faisant par un mouvement de vis rapide actionnée par le volant central, on évite ainsi les projections de liquide toujours à craindre avec les batteries dont on soulève les vases tout d'un coup.

B) **Courants des secteurs.**— Jusqu'à ces derniers temps, les piles seules pouvaient être utilisées pour la production des faibles courants nécessités par les applications thérapeutiques ; or, on sait combien l'entretien d'une batterie de pile, même composée d'un nombre peu important de petits éléments, est chose compliquée ; le nettoyage des couples et la manipulation des liquides acides, surtout dans un cabinet de médecin, sont choses peu séduisantes. Aussi beaucoup ont préféré refuser les services que pouvait leur rendre l'électricité, plutôt que de s'astreindre à des soins aussi minutieux ; certains même, qui avaient pu apprécier par un commencement de pratique les avantages de l'électricité, y ont renoncé pour la même raison.

Il y avait donc un grand intérêt, tout particulièrement important pour l'avenir de l'électrothérapie, à trouver un moyen plus pratique de produire la petite somme d'énergie électrique nécessaire. Ce sont les secteurs de distribution d'électricité qui sont venus apporter, dans de nombreuses villes, la solution de cet intéressant problème.

Toutefois les courants, tels qu'ils sont fournis à domicile par les usines électriques, ne se trouvent pas dans les conditions voulues pour être directement utilisés à l'alimentation des différents appareils que nous avons précédemment décrits. Ces courants possèdent presque toujours une tension de 110 volts au moins ; ils sont tantôt continus, tantôt alternatifs, parfois même ce sont des courants alternatifs polyphasés.

Quelle que soit la nature de ces courants, continus ou alternatifs, une tension de 110 volts est beaucoup trop considérable pour permettre leur emploi direct ; il a donc fallu créer, pour chaque cas, des appareils spéciaux et des dispositifs appropriés que nous allons rapidement indiquer.

Les courants continus à 110 volts, distribués par les compagnies d'éclairage, peuvent être employés directement pour alimenter les bobines d'induction, les galvanocautères et les lampes médicales, à la condition de ramener la tension au voltage voulu en intercalant dans le circuit des résistances appropriées.

On peut également, en opérant de même, utiliser ces courants pour l'action directe sur l'organisme humain et pour l'électrolyse. Le danger de mettre directement en contact un malade avec une canalisation électrique dans laquelle la tension peut accidentellement varier, n'existe plus depuis qu'on intercale dans le circuit, en plus du réducteur de potentiel, un coupe-circuit suffisamment sensible et un parafoudre ; il est bien évident que, dans aucun cas, le courant ne peut prendre une intensité véritablement dangereuse.

Il est bon de faire remarquer que cette méthode entraîne un véritable gaspillage d'énergie électrique ; la plus grande partie de cette énergie étant, en effet, simplement dépensée pour chauffer les résistances destinées à réduire la tension du courant. C'est ainsi que, si l'on ramène à 10 volts par l'intercalation de résistances un courant d'une tension de 100 volts, on n'utilise dans les appareils ainsi alimentés que le dixième de l'énergie dépensée, les 9/10 restant étant absorbés par le rhéostat.

Toutefois, comme les courants employés sont ordinairement de faible intensité et de courte durée, la dépense n'est pas bien considérable et moindre que celle résultant de l'entretien de la batterie de piles qui serait nécessaire à la production de ces mêmes courants. En tout cas la commodité qui en résulte est bien plus grande puisqu'il suffit de brancher les conducteurs sur la canalisation et de régler l'intensité du courant à l'aide du curseur du rhéostat.

Pour réduire le potentiel, la résistance la plus simple que l'on puisse employer consiste tout simplement en une lampe à incandescence convenablement choisie ; il est toutefois indispensable d'y ajouter un réducteur de potentiel.

La source de courant continu, quelle qu'elle soit, présente une certaine *force électromotrice*, un *voltage* donné. Ce voltage, mettons de 20 à 40 volts avec les batteries de piles dont on se sert habituellement, est dans les secteurs urbains beaucoup plus élevé, 110 volts le plus souvent. Ce ne sont ni ces 110 volts ni même ces 20 volts seulement qui peuvent être donnés directement au malade : il éprouverait une secousse désagréable, et certaines applications, très localisées, deviendraient tout à fait impossibles; il faut un instrument permettant, le circuit fermé, de ne faire pénétrer dans l'organisme qu'une force électromotrice aussi faible qu'il convient suivant les cas, partant de zéro, s'élevant, croissant peu à peu, et à volonté, jusqu'aux 10, 20, 50 volts qu'il faut donner, ou qu'on peut atteindre.

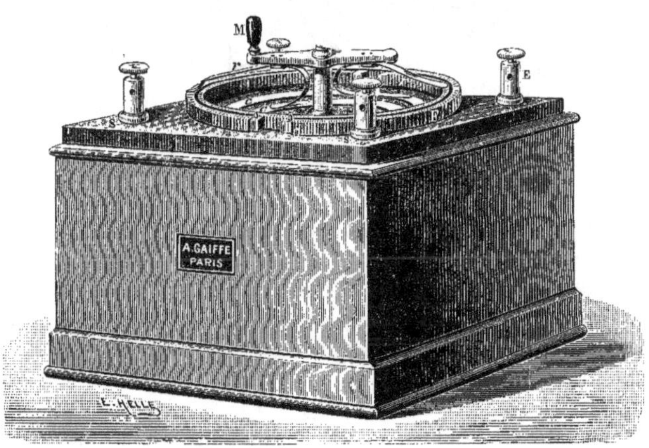

Fig. 13. — Réduction de potentiel de M. Gaiffe.

M. Gaiffe construit un **réducteur de potentiel** très pratique, représenté par la figure 13 ; le fil formant résistance est enroulé dans l'intérieur d'une caisse de bois et les curseurs, mûs par une manette (M), frottent sur la partie supérieure des spires qui dépassent le couvercle de la caisse et sont dénudées. La résistance entière est constamment intercalée dans le circuit du secteur et le réglage se fait en branchant les fils de prise de courant de l'appareil à alimenter sur deux points variables de cette résistance : de telle sorte que le courant est nul lorsque les deux conducteurs ne sont séparés que par une résistance nulle et, au contraire, maximum lorsqu'ils sont disposés aux deux extrémités de la résistance. Cette disposition présente l'avantage considérable, dans le cas de l'action directe sur l'organisme, de faire croître progressivement le courant en partant d'une valeur nulle.

M. Lézy construit un réducteur de potentiel à course hélicoïdale basé sur le principe du potentiomètre de Clark (fig. 14).

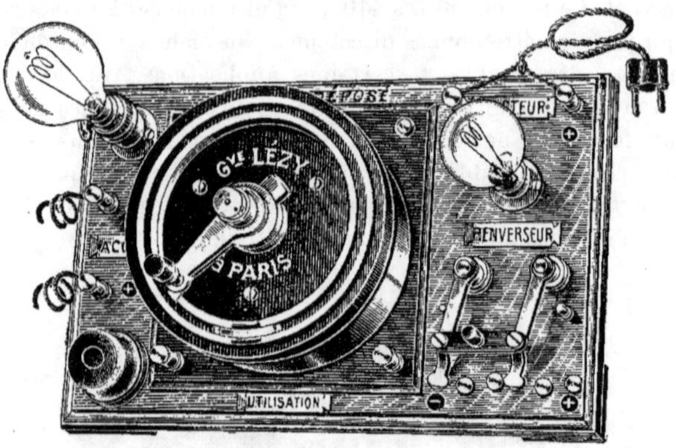

Fig. 14. — Réduction de potentiel de M. Lézy.

Par son montage en dérivation et sa manette à double évolution, il permet de graduer d'une façon extrêmement délicate et précise l'intensité du courant à utiliser. Cette manette à déplacement circulaire parcourt sans à-coup un long solénoïde de fil métallique isolé, très résistant et inoxydable, enroulé sur 2 couronnes en métal de diamètres différents et soigneusement isolées.

C) **Accumulateurs.** — Un autre moyen d'utiliser le courant des secteurs consiste à charger des accumulateurs qui sont ensuite employés à la place des piles. Ici encore, comme les batteries ne sont ordinairement composées que d'un petit nombre d'éléments, il est indispensable de réduire la tension du courant servant à la charge en intercalant des résistances appropriées. Ces résistances peuvent d'ailleurs être des lampes à incandescence et, dans certains cas, pour que la plus grande partie du courant ne soit pas gaspillé à chauffer inutilement des résistances, on peut utiliser les lampes servant le soir à l'éclairage. C'est cette solution qui nous paraît la meilleure et qui est certainement la plus économique ; on peut ainsi recharger chaque soir durant les heures d'éclairage les accumulateurs qui fournissent pendant la journée l'énergie électrique nécessaire. Dans certaines petites villes les compagnies d'éclairage ne distribuent d'ailleurs le courant que durant la nuit ; dans ce cas, le moyen que nous venons d'indiquer est donc le seul possible.

On peut encore utiliser le courant des secteurs en l'employant pour alimenter un électromoteur qui commande, à son tour, une dynamo engendrant un courant à la tension voulue pour l'application directe ou la charge des accumulateurs. Ces deux appareils, moteur et dynamo, peuvent d'ailleurs être réunis en un seul transformateur rotatif à deux enroulements induits, l'un provoquant la rotation sous l'action du courant du secteur, l'autre engendrant le nouveau courant sous l'influence de la rotation ainsi produite. Ce système n'est guère pratique que pour une installation d'une certaine importance ; mais, dans ce cas, il est très avantageux parce qu'il utilise plus complètement l'énergie dépensée et l'économie qui en résulte peut couvrir rapidement le surplus du prix d'installation.

Galvanomètres. — Il est indispensable, en électrothérapie de connaître *l'intensité* des courants utilisés pour les traitements, aussi fait-on constamment usage de galvanomètres ou milliampèremètres très sensibles, donnant par lecture directe l'intensité du courant en mA. Il en existe de très nombreux modèles d'une grande sensibilité, tels que ceux du type Meylan-d'Arsonval, dont la figure 15 représente un modèle construit par M. Gaiffe, et qui se compose d'une bobine rectangulaire se mouvant dans un champ magnétique. Cette bobine est portée sur des pivots en acier trempé roulant dans des chapes en pierre dure polie ; deux ressorts en métal non magnétique amènent le courant et servent en même temps à équilibrer l'action électrique. Le champ est obtenu par des aimants dont la forme varie, mais reste toutefois telle, qu'il est inutile d'ajouter des épanouissements ou des masses de fer pour que le champ présente l'intensité voulue et donne une division régulière.

Dans le galvanomètre apériodique de M. Ducretet, l'aimant directeur est fixe, tandis que le cadre sur lequel est enroulé le circuit dans lequel passe le courant à mesurer, est mobile. Le cadre est suspendu entre les branches d'un aimant multiple en fer à cheval et le fil de suspension est en métal, pour amener le courant au fil du cadre ; un ressort maintient le tout et assure la rigidité de l'ensemble mobile.

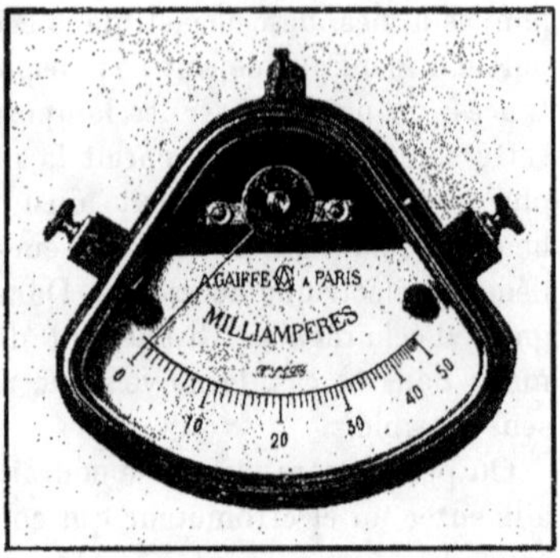

Fig. 15. — Galvanomètre type Meylan-d'Arsonval.

Les aimants horizontaux fixes, produisent un champ magnétique très intense et uniforme dans toutes les parties où le cadre mobile se déplace. Les déviations sont donc proportionnelles sur une très grande étendue de l'échelle. L'apériodicité est absolue, le fil se trouvant enroulé sur un cadre en argent. Les fils de suspension portent un miroir et une aiguille se mouvant devant un cadre divisé.

Il est bon également d'avoir un **voltmètre** qui permet de connaître la force électromotrice mise en action pour l'intensité obtenue, d'où on conclut la résistance (évaluée en ohms) opposée par le sujet. Les voltmètres utilisés pour l'électricité médicale n'ont d'ailleurs rien de particulier et sont les mêmes que ceux employés dans l'industrie.

Si on n'a pas de voltmètre, il suffit d'employer un galvanomètre sur une résistance connue de 1000 ohms: le nombre de mA indiquera le nombre de volts, d'après la *loi d'ohm*.

Chapitre II

UTILISATION MÉDICALE DU COURANT CONTINU

Ayant à notre disposition un générateur, un réducteur de potentiel (courant de secteur ou de pile) ou un collecteur de courant (piles) et un galvanomètre, il faut fermer le circuit et l'amener au malade. Ceci se fait par l'intermédiaire des **conducteurs**, fils de cuivre isolés sauf à leurs extrémités (qui se fixent aux bornes du générateur, à celles du galvanomètre mis en série et aux électrodes), et des **électrodes**, de formes variables suivant la région où elles doivent être appliquées, et qui sont soit métalliques soit spongieuses.

Électrodes. — Les *électrodes métalliques* sont 1° des *aiguilles*, en général assez courtes, 2 centimètres environ, fines, en or ou en platine,

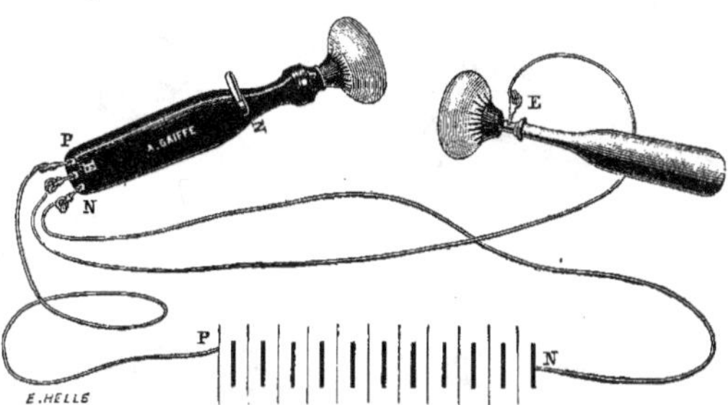

Fig. 16. — Electrodes en forme de bouton.

quelquefois aussi en métaux attaquables ; 2° des *électrodes* de *formes variables* suivant l'organe auxquelles elles sont destinées (utérus, urètre, etc...), également en métaux attaquables ou non : nous en reparlerons au moment où nous étudierons l'électrolyse.

Parmi les *électrodes spongieuses*, les unes sont dites en forme de *bouton* (on en fait de grandeurs, de formes différentes) (fig. 16), comprenant un manche mauvais conducteur, en bois et une extrémité conductrice en charbon, enveloppée de plusieurs épaisseurs de peau de chamois par laquelle passera le courant amené par le fil qui sera introduit dans un trou ménagé dans une partie métallique du manche. *D'autres* destinées à être appliquées sur de plus grandes surfaces, sont formées habituellement d'une plaque d'étain à laquelle est soudée une borne recevant le fil ou réophore, de formes et de dimensions variables recouvertes d'un tissu de coton hydrophile plié sur 5 ou 6 épaisseurs dépassant le métal du côté de la peau sur laquelle le contact d'un point de la plaque amènerait une brûlure, une eschare électrique.

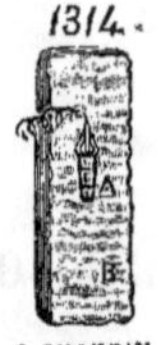

Fig. 17.

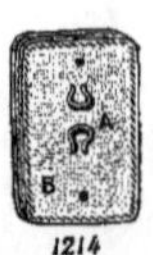

Fig. 18.

M. Chardin a établi un modèle d'électrodes (fig. 17 et 18), sans métal, formées d'un feutre, recouvert ou non de peau de chamois, ayant compris que les plaques métalliques occupent, dans les électrodes antérieures, une place beaucoup trop grande, favorisant la répartition vers les bords du maximum de l'intensité qui n'a, par les lois de l'électricité, que trop de tendance déjà à s'y porter. Aussi recommandons-nous, particulièrement pour les hôpitaux et les cliniques, l'électrode bon marché (fig. 19) qu'avec le Dr Blanc l'un

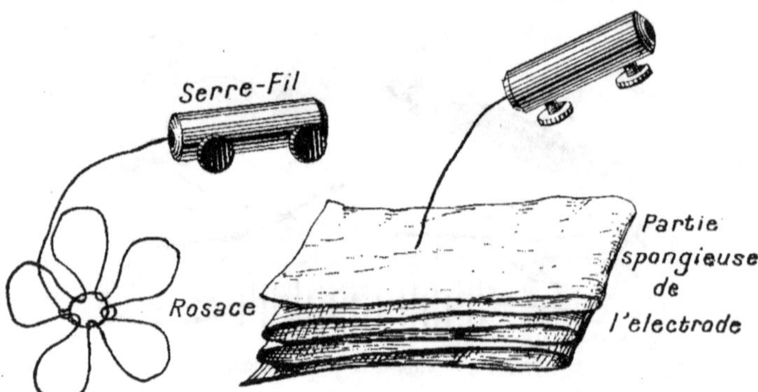

Fig. 19. — Electrode des Drs Ed.-H. Blanc et J. Vaillant.

de nous a imaginée et qui peut être, de par son prix de revient, presque nul, renouvelée à chaque séance, ce qui a surtout son importance lorsqu'on fait de l'ionisation. Il importe, en effet, dans ce cas, que l'électrode imbibée d'un médicament à introduire dans l'organisme à travers la peau saine, ne garde pas traces (un lavage, même sérieux, ne met pas à l'abri de cet inconvénient) d'une autre substance provenant d'une électrisation antérieure, ce qui pourrait, au moins, fausser les résultats, sans parler des accidents plus graves qui risqueraient de se produire. Notre électrode se compose : 1° d'une petite rosace qui est construite, à la main, en quelques secondes, à l'aide de fil de fer galvanisé et réunie à la source du courant par un serre-fil ; 2° d'une pièce de tissu de coton hydrophile qu'on taille de la dimension qui convient à la région où l'électrode doit être appliquée, pliée sur huit épaisseurs. La rosace, squelette métallique, est placée au-dessous du feuillet superficiel de la portion spongieuse, portion véritablement utile de cette électrode simple et qui peut suffire à tous les besoins.

La surface des électrodes se mesure en centimètres carrés et la *densité du courant* a une grande importance : une intensité de 20 mA qui sera plus que supportable avec des électrodes de 100 centimètres carrés par exemple serait intolérable vec des électrodes de 4 centimètres carrés. A l'extrême, elle serait impossible, si une des électrodes était une aiguille.

Les électrodes spongieuses doivent toujours être complètement et régulièrement *imbibées d'un liquide conducteur* qui sera sauf s'il s'agit d'introductions médicamenteuses (ionothérapie), de *l'eau ordinaire tiède* (l'eau distillée n'est pas conductrice) toujours suffisamment chargée de sels (surtout de Na Cl.) pour n'offrir qu'une faible résistance au passage du courant. Certaines eaux peu minéralisées seraient, si la résistance est trop forte, additionnées d'un peu de sel ordinaire. Un autre point important est l'application très exacte de l'électrode à la région sur laquelle on la pose, ce qui se fait quelquefois par la pression de la main de l'opéré, presque toujours par l'intermédiaire d'un lien de caoutchouc, d'une bande enroulée et assurant le contact. Les contacts des rhéophores avec les électrodes doivent toujours être parfaits, les vis bien serrées. Les connexions seront toujours vérifiées avant de commencer une opération quelconque, dans tous les points du circuit : un contact insuffisant amène, avec les mouvements du malade ou le poids des fils, des ruptures fréquentes du circuit et des secousses désagréables. L'état des pièces métalliques doit être également surveillé, les oxydes qui s'y déposent seront souvent et soigneusement enlevés ; le médecin électricien doit avoir des outils, savoir s'en servir, nettoyer ses instruments. Combien d'entre les praticiens ont renoncé à l'usage de la batterie qu'ils avaient acquise au moment de leur installation parce que les bornes, les fils, les plots se sont oxydés, ce qui produit des résistances additionnelles considérables, ou parce qu'ils n'ont pas remplacé des zinc usés, qu'ils ont oublié la manette du collecteur à cheval sur deux plots et laissé se produire un court-circuit, mettant la batterie hors d'usage !

Électrode active. Électrode indifférente. — Lorsqu'il faut agir sur un point déterminé, bien localisé de l'organisme, l'électrode placée en ce point est appelée *électrode active* ; l'autre, qui s'applique en un point quelconque du corps simplement pour compléter le circuit est dite *électrode indifférente* : on choisit pour cette dernière une région commode, où la peau ne soit pas trop sensible, puisqu'on a le choix.

Le malade étant mis en série avec un galvanomètre sur le courant traversant un réducteur de potentiel, les électrodes humides bien assujetties, on élève peu à peu la force électromotrice en maniant la manette du réducteur de potentiel et en suivant des yeux l'aiguille du galvanomètre qui indique l'intensité progressivement croissante. En même temps, le patient accuse une sensation au niveau des électrodes assez comparable à celle que produirait aux mêmes points une application sinapisée. L'avantage du réducteur de potentiel est que l'intensité varie très lentement et ne donne pas d'à-coups alors que, si on a une batterie munie d'un simple collecteur d'éléments, la force électromotrice introduite dans le circuit varie, à chaque nouvel élément mis en jeu, de plus d'un volt (soit d'une intensité de plus d'un mA avec une résistance moyenne d'un millier d'ohms). S'il s'agit de membres, cela n'a pas d'importance, mais si c'est sur le visage ou sur le crâne, sur l'œil, ou encore si une des électrodes est une aiguille, la sensation est pénible et douloureuse par les secousses que ce brusque changement détermine.

Au lieu d'électrodes appliquées sur la peau, on peut aussi faire pénétrer le courant par l'intermédiaire d'un liquide conducteur : eau ordinaire ou légèrement additionnée de NaCl, contenue dans un récipient isolant en verre, en porcelaine ou en tôle émaillée, dans lequel plonge une électrode en charbon de cornue, reliée à l'un des pôles. Ce système permet de faire entrer le courant au niveau de la main ou du pied, sur une surface très étendue, et s'est ainsi réalisée l'idéale électrode indifférente.

Bains électriques.— On a donné et on donne encore des *bains électriques* dans une baignoire où le corps plonge tout entier, les électrodes baignant dans l'eau en deux régions éloignées, à la tête et aux pieds généralement. On peut ainsi administrer des intensités considérables mais outre que cette intensité ne passe pas toute par le malade et ne fait en grande partie que traverser l'eau du bain et que pour celle qui atteint le patient elle suit simplement les téguments sans pénétrer dans l'organisme, on ne peut imprimer au courant comme par le moyen des bains localisés, ainsi que nous allons le voir, une direction déterminée et dont l'indication est précise suivant les cas. Enfin, mais ce n'est qu'un moindre inconvénient, ces bains généraux exigent de la part du malade un déshabillage complet.

Les bains locaux, au contraire, trouvent leur application la plus intéressante, complète et méthodique dans le **fauteuil pour bain à quatre cellules de Schnée**, présentant quatre récipients de porcelaine dans lesquels plongent des charbons reliés par des fils au générateur, pouvant recevoir la totalité ou une partie des membres d'un malade, bras et jambes. Lorsqu'on dispose du réseau urbain et d'un tableau à manettes, on peut diriger le courant dans le sens désirable, soit ascendant (pieds positifs, bras négatifs) soit descendant (bras positifs, pieds négatifs), soit transversal (bras et pied d'un même côté positifs, les deux autres membres négatifs.)

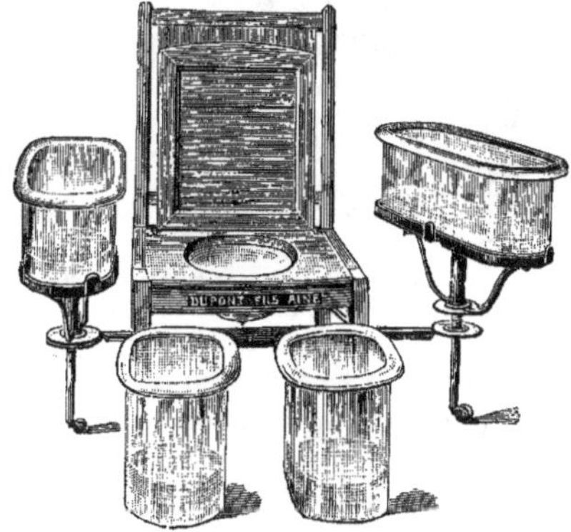

Fig. 20. — Fauteuil à cinq cellules construit par M. Dupont fils aîné pour le Dr Ed.-H. Blanc.

Il suffit donc que le sujet se déchausse et relève ses manches pour la séance.

On peut ajouter à ce dispositif une *cinquième cellule*, un bidet, auquel aboutit également une électrode, permettant d'amener au périnée l'un des deux pôles suivant le cas à traiter (fig. 20).

Un *fauteuil simple* et commode comportant un support pour les récipients supérieurs de tôle émaillée ou de verre et devant lequel on place, pour les pieds, deux récipients isolés du sol par une feuille épaisse de linoléum ou de toile cirée, présente à moins de frais que le bain de Schnée les mêmes avantages que lui (fig. 21).

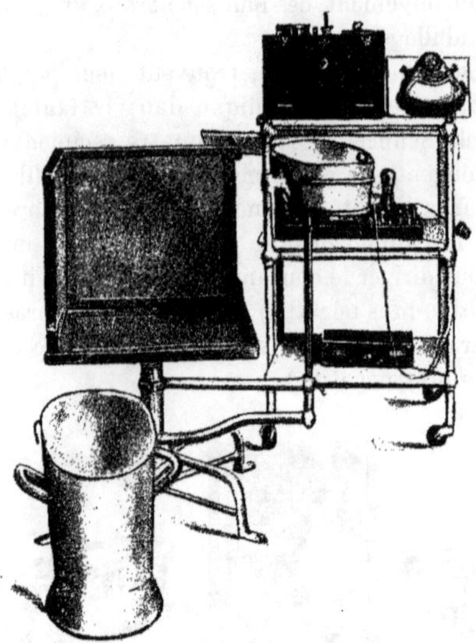

Fig. 21. — Dispositif construit par M. Dupont fils aîné pour les Drs Ed.-H. Blanc et J. Vaillant.

Précautions nécessaires. — Que le courant pénètre par l'intermédiaire d'électrodes spongieuses ou de bains, il est très important que la surface des téguments où passera l'électricité soit indemne, sans solution de continuité, sans excoriations. En effet, la résistance à son passage siège surtout dans la peau : s'il y a une blessure, si légère soit-elle, l'électricité se précipite en ce point, le malade accuse une sensation de brûlure localisée et si on n'y remédie pas, une eschare se produit, sans danger mais qui laissera une cicatrice à éviter surtout dans les parties découvertes et qui aurait au moins l'inconvénient d'empêcher toute nouvelle application au même point pendant deux ou trois semaines. Il faut prévenir les malades de veiller à l'intégrité de leurs téguments, d'éviter les frottements trop énergiques au niveau des parties en traitement, même si elles sont le siège de démangeaisons, ce qui arrive parfois. Il convient également que le médecin examine toujours lui-même les membres à immerger ou la place à recouvrir d'une électrode avant de commencer une séance dans le but, s'il y existe une excoriation, de la recouvrir d'une substance isolante : vaseline, lanoline ou mieux traumaticine.

De plus, le malade accuse souvent dans le bain local, une cuisson plus accentuée au niveau de l'affleurement de l'eau sur les membres : à cette place on peut alors, de la main légèrement enduite de vaseline, frotter doucement cette région pour faire cesser la sensation désagréable.

Enfin, les malades doivent retirer leurs bagues pouvant masquer une fissure insoupçonnée des téguments ou comportant une soudure (" alliances " ayant dû être élargies), qui agirait comme une électrode métallique et produirait une eschare.

On doit recommander au patient lorsqu'il est placé dans le bain de ne jamais retirer pendant la séance un de ses membres de la cuve où il plonge, sous peine de ressentir une secousse par brusque rupture du circuit.

Chapitre III

MODE D'ACTION DU COURANT CONTINU

Le courant continu agit de différentes façons : d'une manière générale, sur la nutrition par l'intermédiaire du système nerveux. « Il possède une action, dite de cataphorèse, qui tend à entraîner les molécules non décomposées par le courant vers le pôle négatif..., une action d'électrolyse, décomposant certaines substances en *ions*, lesquels se dirigent suivant leur polarité individuelle vers les régions du corps où sont appliquées les électrodes positive ou négative.... ; on peut considérer au point de vue physique l'ensemble du corps humain comme un milieu cloisonné, semi-liquide, où nos organes baignent dans une solution saline complexe dont leurs plus infimes particules sont elles-mêmes imprégnées. Sauf les téguments, qui opposent une certaine résistance au courant électrique, l'intérieur du corps humain et la plupart de nos viscères sont au contraire très perméables à ce courant, qui les pénètre facilement jusque dans leurs profondeurs. C'est dans ces conditions que celui-ci peut aisément effectuer dans l'intimité de ces mêmes organes des opérations d'électrolyse analogues à celles qui apparaissent sous nos yeux dans une cuve de laboratoire ».

« Dans l'action des courants continus sur notre organisme, l'électrolyse est puissamment aidée, d'abord par la cataphorèse.... et probablement aussi par des courants autochtones, propres à tout organisme vivant et qui viendraient parachever une électrolyse ébauchée seulement et en quelque sorte mise en train par l'électricité d'origine extérieure »(1). C'est cette action complexe sur l'organisme que Ed.-H. Blanc nomme l'*électrose.*

Le courant continu agit aussi d'une façon indéniable, sur les troubles circulatoires en congestionnant tel ou tel organe, à volonté, suivant la direction qu'on lui imprime. Nous étudierons également son action résolutive sur les ankyloses, le traitement de la constipation, des paralysies, des atrophies, etc... puis les électrolyses locales et l'ionothérapie.

Ralentissement de la nutrition. Dérouillage électrique. — Voici un homme « sur le retour » qui assimile et désassimile surtout mal, sédentaire, arthritique, sujet à des douleurs dans les jointures, qui sont raides ; il a perdu sa souplesse et s'essouffle au moindre effort ; il a « pris du ventre » et marche péniblement, réalisant le type du « **Ralenti** ». Mieux souvent et plus facilement que par une cure thermale, un traitement d'une douzaine de séances de courant continu suivant la technique que nous allons indiquer va rendre l'élasticité à ses membres, faciliter chez lui les échanges, « dérouiller » ses articulations, rendre sa respiration plus aisée, diminuer l'adiposité de sa paroi abdominale, le rajeunir en un mot. Les décompositions chimiques qu'apporte dans son organisme l'électricité expliquent cette élimination des déchets qui, par la cataphorèse, sont poussés hors des « coins perdus des organes ou des jointures » (1) et pris par le torrent circulatoire qui les éliminera par les reins et la peau.

Le malade est placé dans le fauteuil à 4 cellules de Schnée, les pieds positifs, les avant-bras négatifs (courant ascendant). La séance sera de trente minutes environ ou plus et l'intensité progressivement

(1) Dr Ed.-H. Blanc. L'Électrose humaine. *Gazette des Hôpitaux* (1909), pages 524 et suivantes.

amenée à 40 ou 45 mA suivant la susceptibilité du sujet. La séance terminée, on ramènera doucement, en deux ou trois minutes, la manette du réducteur en arrière jusqu'au zéro du galvanomètre et le patient sortira du bain : il est recommandé de ne pas se livrer dans les heures qui suivent à un travail fatigant. Les séances ultérieures, seront espacées de deux ou trois jours chacune ; après la quatrième ou cinquième, il n'est pas rare de voir le malade accuser un peu de lassitude, quelques douleurs fugaces dans les articulations ; mais dès lors un mieux-être se fait sentir qui ne fera que s'accentuer non seulement après les dernières séances, mais dans la quinzaine qui suit la cessation de tout traitement.

L'amélioration qui survient toujours, comporte également chez ces malades un *sommeil meilleur*, plus paisible, et cette amélioration est durable : il va sans dire qu'elle n'est pas éternelle et qu'il faudra souvent, quelques mois ou une année après, recommencer un nouveau traitement ; mais n'en est-il pas de même pour les cures thermales?

A la fin de chaque séance de courant continu, on peut aussi faire cinq minutes de courant *ondulatoire* dans le même sens (5 à 8 mA suivant la susceptibilité du malade), courant qui, par la poussée des ondes qu'il comporte, ne peut que favoriser l'action du continu qu'il vient comme renforçer. On peut également associer au traitement le *massage vibratoire* de la paroi abdominale au moyen d'un *flexible* adapté au moteur qui, annexé aux tableaux d'utilisation, sert de transformateur pour l'obtention des courants ondulatoire et sinusoïdal.

C'est par la cataphorèse refoulant en masse les liquides de l'organisme du pôle positif vers le pôle négatif que le courant continu agit sur la *circulation* et est employé dans le traitement de certains troubles circulatoires.

Troubles circulatoires. — Premier cas: Une jeune fille, une jeune femme, au moment de ses époques, perd très peu de sang, a des *poussées congestives* vers les poumons amenant des hémoptysies, ou vers la face produisant de la bouffissure, des rougeurs du visage, des éblouissements, des vertiges, des pesanteurs dans la tête, des bourdonnements d'oreille. Il convient, dans un bain à cellules, de faire encore ici du courant continu, mais cette fois descendant, c'est-à-dire mains positives, pieds négatifs. Les séances sont faites, la première huit jours avant le moment des menstrues, la seconde suivant à trois jours d'intervalle et la suivante à deux jours ; il n'est pas rare de voir dès cette première série les règles venir d'une façon plus normale et les congestions de la partie supérieure du corps s'atténuer dans une certaine mesure. On recommence le mois suivant de même : le mieux s'accentue et, même si tout semble rentrer dans l'ordre, il est bon de pratiquer une séance pour plus de sûreté, immédiatement avant l'époque présumée des règles ultérieures. L'intensité sera poussée jusqu'à 40 ou 50 mA, pendant une demi-heure chaque fois.

Autre cas : Les mêmes symptômes à peu près apparaissent chez les femmes, mais plus avancées en âge, au moment de la *ménopause* : le traitement sera sensiblement le même et les résultats également satisfaisants du côté des troubles congestifs de la partie supérieure de l'organisme.

Dans l'un et l'autre cas, on peut, pour éviter la congestion des membres inférieurs, surtout s'il y a tendance aux varices, faire agir le pôle négatif non plus sur les pieds, mais sur le périnée en plongeant celui-ci dans le bidet du bain à cinq cellules, soit encore mieux, pour ne pas congestionner non plus les veines ano-rectales (ce qui pourrait amener la formation d'hémorrhoïdes) sur le col de l'utérus lui-même en faisant aboutir le pôle négatif à un tampon épais et bien imbibé, entourant soigneusement l'électrode, mis en contact avec le museau de tanche, au fond du vagin. La malade est alors étendue sur un lit bas et l'introduction du tampon-électrode faite avec ou sans l'aide du spéculum (qui serait alors retiré une fois le contact assuré), l'anode indifférente étant un bain de bras, par exemple, disposé à côté du lit, d'une façon commode pour la malade. L'intensité à laquelle on peut atteindre avec ce dispositif est naturellement moindre en général qu'avec le bain à 4 cellules.

L'action du courant ascendant sur le traitement des **hémorrhoïdes** (bain de siège positif, bras négatifs) produit toujours une atténuation aux sensations de gêne et de pesanteur, aux douleurs et aux hémorrhagies. Il n'est indiqué que dans le cas où il ne faut pas « respecter » les hémorrhoïdes. Le même courant ascendant (pieds positifs, mains négatives) agit également sur les **varices** lorsqu'elles sont assez récentes et que les parois veineuses ne sont pas encore très altérées. On arrive assez rapidement à atténuer la sensation de pesanteur dans les membres inférieurs et les malades reprennent vite et plus volontiers la marche sans fatigue qui favorise la bonne circulation dans les veines dilatées.

On atténue souvent les symptômes du **varicocèle** en plongeant le scrotum dans un bain où aboutit l'anode et en appliquant sur les régions inguinales deux cathodes : le courant est poussé jusqu'au point que peut supporter le sujet, pendant quinze ou vingt minutes ; les séances sont d'abord rapprochées, puis plus espacées, distantes de quelques jours, suivant les résultats obtenus.

Dans l'asphyxie locale des extrémités, **maladie de Raynaud**, on a obtenu de bons résultats en faisant passer un courant de 7 mA au plus pendant dix minutes chaque fois, de la nuque sur laquelle est appliquée une large électrode, aux deux mains placées dans des baignoires-cellules. Certains auteurs affirment que le sens du courant n'a pas d'importance, mais il semble avec d'autres qu'il est préférable de le donner descendant. Séances trois fois par semaine au début.

Maladie de Basedow : on place une électrode reliée au pôle négatif recouvrant la région thyroïdienne et une positive à la nuque. L'intensité à atteindre est fonction de la susceptibilité du sujet : habituellement on va jusqu'à 25 ou 30 mA ; la séance est de quinze minutes au plus ; on la répète tous les deux jours.

Le traitement par la galvanisation de l'**impuissance sexuelle** ne donne que peu de résultats, par des séances quotidiennes, durant une semaine, d'un courant allant du périnée (pôle positif) aux régions dorsale ou lombaire (pôle négatif). Dix minutes, 10 mA.

Plus rapidement qu'avec tout autre traitement, dit Lewis Jones, les douleurs puis le gonflement dans l'**orchite** cèdent au traitement galvanique et sans que le malade reste au lit : anode, bain scrotal, cathode sur la paroi abdominale. Séance de trois minutes d'abord, avec une intensité très faible : 1 /2 mA ; les fois suivantes on augmente peu à peu, mais après huit jours on n'arrive pas à dépasser 3 mA : il ne faut jamais que le traitement soit douloureux.

Dans l'**incontinence nocturne d'urines**, c'est aussi le traitement le plus anodin et le plus simple : une électrode dorsale, une autre au périnée (bain). Séance de trois à quatre minutes : le courant est amené peu à peu à 5 ou 10 mA, suivant la façon dont le supporte l'enfant : puis, à l'aide de la clé de Courtade ou de toute autre façon, on rompt le courant et on le rétablit en sens inverse, puis on fait de ces renversements toutes les cinq secondes. On fait également, en même temps ou séparément, du courant induit comme nous le verrons plus loin.

Même mode de traitement pour la **spermatorrhée** d'ordre neurasthénique, sans lésions : l'électrode peut être placée soit au périnée, soit à la partie supérieure des cuisses : 15 à 20 mA ; dix minutes. Renversements fréquents. Dans certains cas la galvanisation a amené des guérisons de **vomissements incoercibles**. Séances quotidiennes de quinze minutes, jusqu'à 8 ou 10 mA, avec deux anodes symétriques placées au niveau du pneumogastrique au-dessus des clavicules et une cathode à l'épigastre.

La galvanisation du pneumogastrique dans la **Gastroptose** a été récemment préconisée par Riva, de Parme : une grande cathode sur la région épigastrique ou ombilicale, deux petites anodes de chaque côté de la trachée. Courant de 5 à 10 mA, pas plus de dix minutes. L'auteur ne dit pas combien il a dû faire de séances pour les résultats qu'il a obtenus (fonctions gastriques améliorées, bien qu'il n'y ait pas eu d'atténuation à l'hypochlorhydrie, et augmentation de poids très marquée).

Insomnie. — Nous avons déjà signalé ce fait que la galvanisation générale améliore le sommeil. Elle constitue en effet un excellent traitement de l'*insomnie*. Des malades qui ne dormaient pour ainsi dire plus, reposent plusieurs heures sans interruption et cela quelquefois après deux ou trois séances seulement d'un bain ascendant à 4 cellules.

Le même traitement a souvent raison de **certains états neurasthéniques**, où il agit surtout comme régularisant les échanges, en procurant du sommeil, en diminuant les palpitations, en améliorant l'appétit, enfin comme un médicament dont le malade se rend compte, qu'il sent. Comme adjuvants : de la faradisation rythmée et aussi les étincelles statiques.

De Noorden (de Francfort) recommande le bain à 4 cellules dans le traitement de **certains prurits** et le dit « le plus efficace pour faire disparaître les douleurs diabétiques (douleurs dans les différents groupes musculaires) ». Il a eu également des succès dans l'atténuation chez les **diabétiques**, des névralgies, des crampes dans les mollets, de l'insomnie et des prurits.

La galvanisation générale est recommandée également par Lewis Jones, après Tripier, pour hâter la **convalescence** après les maladies graves, par stimulation des échanges organiques.

Névralgies. — L'action du pôle positif est d'une manière générale sédative, aussi la met-on en œuvre dans le traitement des *névralgies*, sur le territoire de distribution du nerf malade. L'anode, large et adaptée autant que possible à la région comme forme et comme dimensions, peut être double, reliée à une bifurcation du fil si la lésion est bilatérale ou s'il y a deux points douloureux distants l'un de l'autre : la cathode est placée en une région du corps choisie de façon à ce que le courant traverse les tissus et ne chemine pas simplement le long des téguments. Pour les membres on se sert d'un bain-électrode. C'est dans ces applications qu'on donne les intensités les plus élevées, se basant encore plus sur l'endurance du patient et de ses téguments que sur les indications fournies par le galvanomètre. (Est-il besoin de rappeler que tel malade supporte un jour aisément une intensité que le lendemain il trouverait insupportable?). Mais pour obtenir ces intensités élevées il faut des électrodes larges, une densité faible. Pour éviter les douleurs il importe aussi, la séance terminée, de diminuer l'intensité lentement. Grâce à ces précautions on peut faire des séances longues (quarante et quarante-cinq minutes ou même plus) ce qui permet d'enregistrer des résultats surprenants, déjà appréciables souvent après la première séance.

Il convient de remarquer que ce traitement n'est efficace que si la névralgie n'est pas produite par une cause générale comme un cancer par exemple ou si elle ne provient pas d'une compression par cal osseux ou anévrysme ; l'atténuation des douleurs ne serait alors que passagère.

Les **névralgies intercostales**, surtout la névralgie *a frigore*, sont toujours atténuées et le plus souvent guéries par le courant continu : on place une anode sur chacun des points douloureux (habituellement il existe un point antérieur et un postérieur) et la cathode sera constituée par un bain dans lequel plongera le bras du côté opposé. Ou bien fera-t-on passer le courant simplement de l'électrode antérieure positive à une électrode postérieure négative placée sur le rachis ou au niveau même de l'émergence du nerf, si le point antérieur est seul douloureux. La séance sera de trente à quarante-cinq minutes, l'intensité supportée dépassant rarement 40 mA. Les applications galvaniques pourront avec avantage être faites quotidiennement au début.

Une difficulté se présente lorsque la névralgie a été accompagnée de **zona** : si la cicatrisation des vésicules n'est pas complète il faut protéger celles-ci par un peu de vaseline recouverte de tissu imperméable, isolant de l'électrode appliquée à ce niveau ; mais les parties isolées devront être réduites au minimum pour ne pas trop augmenter la résistance au passage du courant.

Les **névralgies faciales** même extrêmement douloureuses, durant depuis des mois ou des années, avec *tic douloureux*, se voient atténuer quelquefois dès les toutes premières séances. Lorsqu'une seule branche du nerf trijumeau est atteinte, on place une petite électrode positive en son point d'émergence, bien imbibée comme toujours d'eau tiède et l'électrode indifférente négative dans le dos au niveau des premières vertèbres dorsales. (On peut aussi se servir d'un bain de bras.)

Lorsque plusieurs branches du trijumeau sont prises on utilise, suivant la méthode de Bergonié, afin de recouvrir toute l'étendue du territoire nerveux, une grande électrode que le savant professeur de Bordeaux a imaginée, découpée de façon à se mouler exactement sur les saillies et les dépressions du visage. On peut ainsi atteindre toutes les branches du nerf à la fois et se permettre, rendre possibles des intensités très élevées, jusqu'à 50 et même 60 mA après quelques séances. Celles-ci seront d'au moins vingt minutes, pendant lesquelles le malade ressentira souvent un soulagement ; elles seront quotidiennes si la peau se comporte bien. Sous leur influence le malade recouvrera le sommeil depuis longtemps perdu; les crises douloureuses, les paroxysmes diminueront puis disparaîtront, et il ne souffrira plus dans l'intervalle. Il faut poursuivre le traitement quelquefois longtemps et les récidives cèdent en général à une nouvelle série d'applications, assez rapidement. M. Bergonié fait remarquer que chez certains malades on obtient de meilleurs résultats en reliant l'électrode faciale au pôle négatif, comme lorsqu'ainsi que nous le verrons plus loin, on cherche l'introduction de l'ion salicyle.

Dans la **sciatique** également le courant continu donne de très bons résultats ; le pôle négatif sera un bain de jambe, le positif une large électrode recouvrant les points douloureux. On peut également placer la cathode sur la région lombaire et le pied sera alors positif. Il faut « tâtonner » : à certains malades réussira mieux l'une des dispositions, l'autre à d'autres. L'intensité peut être facilement portée à 80 mA : les séances seront très rapprochées au début et leur durée d'au moins une demi-heure. Comme dans les autres névralgies, l'amélioration ne se fait le plus souvent pas attendre et la guérison peut être obtenue en quelques séances : on est plus longtemps à y parvenir dans les cas anciens.

Constipation atonique. — La galvanisation est un des bons moyens qu'on possède pour vaincre la **constipation atonique** : on place deux électrodes sur le ventre, au niveau de chacune des fosses iliaques et on fait passer de l'une à l'autre un courant de 50 mA pendant dix minutes, en changeant le sens du courant chaque minute, le ramenant au zéro et renversant la polarité. On peut aussi employer la faradisation, ou le lavement électrique. *(Voir plus loin.)*

Dans la **côlite muco-membraneuse**, le *procédé de Doumer* consiste à faire passer un courant d'une fosse iliaque à l'autre, avec l'intensité qui peut être supportée (habituellement 40 à 50 mA) pendant dix minutes, en renversant le courant toutes les minutes. Zimmern a apporté une modification à cette méthode, qui est de ne faire le renversement qu'une fois le galvanomètre ramené au zéro, comme nous l'indiquions plus haut. L'avantage consiste dans la suppression de la secousse, très pénible à des intensités aussi élevées. Les séances sont de vingt minutes, 3 ou 4 fois par semaine.

Ce traitement ne doit pas être fait pendant une crise, et lorsque l'intestin est trop irrité.

Dans les formes très douloureuses et dans la forme diarrhéique, *méthode de Delherm* : large électrode aux lombes, une autre sur l'abdomen, avec une intensité très élevée, pendant vingt à trente minutes. « En général, dit Delherm, après une douzaine de séances dans les formes avec constipation, souvent beaucoup plus tôt, les selles spontanées apparaissent, et avec 30 séances, on obtient des résultats durables ». L'état de l'intestin s'améliore et avec la régularisation des selles, les glaires disparaissent peu à peu ; le malade reprend progressivement son poids.

Lavement électrique. — Lorsqu'on se trouve en face d'une obstruction intestinale chez un constipé chronique il faut recourir au *lavement électrique* ; dans l'occlusion intestinale il doit être tenté avant de pratiquer l'intervention chirurgicale, indiquée s'il a échoué. « Si, ajoute Delherm, au bout de 2 ou 3 jours, les moyens ordinaires n'ont pas donné de résultats, il faut prévenir à la fois l'électricien et le chirurgien. En vingt-quatre heures au plus, le lavement électrique aura produit son effet ou aura été inutile et, dans ce dernier cas, le quatrième jour au plus tard, le chirurgien pourra intervenir sur un malade capable de résister convenablement à une opération ».

Le lavement électrique a pour but de renforcer ou de réveiller les contractions péristaltiques de l'intestin et de rétablir le cours des matières fécales : une des électrodes est une masse d'eau introduite dans le gros intestin et dans laquelle plonge un des pôles.

Le malade étant dans la position du spéculum, sur le bord du lit, les jambes maintenues par des aides, une grande électrode, reliée au pôle négatif est placée sur le ventre : le malade y appuie fortement les mains, pour maintenir le contact. L'autre pôle (positif) est relié à la *sonde de Boudet*, qui est introduite dans le rectum aussi profondément que possible, prolongée par un tuyau de caoutchouc et un *bock* que l'on remplit d'eau bouillie, légèrement salée, tiède, et qu'on élève jusqu'à ce que le patient sente que l'eau pénètre. Alors on abaisse le bock et on introduit doucement au moins un litre d'eau dans l'intestin. Puis on ferme le robinet du bock et on commence à donner du courant, progressivement, en suivant l'aiguille du galvanomètre et en interrogeant le malade sur ses sensations : s'il se plaint, arrêter la manette ; quelques secondes après on pourra monter de nouveau ; on arrive bientôt à 50 ou 60 mA et l'on y reste pendant cinq minutes environ. Alors on ramène au zéro, on renverse le sens du courant, ou si on n'a pas de renverseur, on change les fils aux bornes du générateur, et on donne du courant en sens inverse, pendant cinq minutes, à la même intensité que précédemment. Puis on renverse encore et ainsi de suite pendant quinze à vingt minutes. Enfin on pratique, en terminant, une cinquantaine d'interruptions de courant de façon à provoquer des contractions des muscles de la paroi abdominale.

La débâcle se produit soit immédiatement après la séance, parfois les deux ou trois heures qui suivent, soit plus tard. Mais il est souvent nécessaire de donner deux ou trois lavements : l'émission simple de gaz après le premier est une indication précieuse de la perméabilité de l'intestin et permet de pronostiquer une débâcle fécale à la suite du prochain lavement. Celui-ci sera distant du premier de sept à huit heures. Il en est de même pour le troisième, s'il y a lieu. En vingt quatre heures, l'efficacité ou l'inutilité du lavement électrique est chose jugée.

Cette technique du lavement électrique a été bien précisée par Delherm et décrite par lui dans ses plus minutieux détails.

Les contr'indications au lavement électrique sont : l'asthénie cardiaque, l'état de faiblesse trop grande du malade, l'imminence d'une perforation intestinale, et on ne devra en aucun cas le pratiquer lorsque, le diagnostic étant hésitant, on ne peut pas affirmer qu'il ne s'agit pas d'une appendicite.

Un chapitre important des applications du courant galvanique est celui qui a trait au traitement des **paralysies** et des **atrophies musculaires** : mais comme il convient à ce propos de parler de l'*électrodiagnostic* et de discuter l'indication — à tel ou tel moment de l'évolution de ces affections — du courant galvanique ou du courant faradique, il est préférable d'en renvoyer l'étude, avec celle de l'électrodiagnostic, après celle des courants d'induction.

Chapitre IV

IONOTHÉRAPIE ET ÉLECTROLYSE

C'est grâce à l'action du courant continu que peut se pratiquer, par voie électrique, la pénétration dans l'organisme de substances médicamenteuses, sous forme d'**ions**, au niveau d'électrodes imbibées d'une solution étendue de ces substances.

Lorsqu'un courant traverse une solution d'une substance qu'il peut décomposer, ou *électrolyte*, celle-ci se désagrège en ses éléments constitutifs, les ions, qui se dégagent les uns au pôle positif, les autres au pôle négatif (*Faraday*). Suivant la théorie de Svante Arrhénius, certaines substances, dès qu'elles sont dissoutes, dissocient leurs molécules constituantes (dans des proportions variables suivant le degré de dilution), et le courant électrique ne peut traverser ces solutions que grâce à cette dissociation. L'exemple du chlorure de sodium ($NaCl$) ; dissous dans l'eau est le plus simple, pour faire comprendre cette théorie. La solution contient un certain nombre de molécules intactes ; d'autres sont dissociées en leurs éléments constitutifs : Chlore et Sodium (Cl et Na). Chaque molécule dissociée prend une charge électrique égale et de signe contraire.

On nomme *ions* ces molécules dissociées, chargées électriquement. Si on fait passer un courant dans la solution, les ions chargés positivement se dirigent vers le pôle négatif ; ce sont les *cations* ; les ions chargés négativement, vers le pôle positif : les *anions*. Le chlore est anion ; le sodium, cation. Le courant passe dans un électrolyte à la faveur, par l'intermédiaire des ions qui se déplacent, et ne passent que grâce à leur mouvement.

Les corps électrolytes sont les acides, les bases et les sels ; et l'eau n'est conductrice de l'électricité qu'à cause des sels qu'elle renferme ; nous avons déjà vu que l'eau distillée est une barrière infranchissable au passage du courant. On comprend d'autre part, que c'est dans l'eau distillée qu'il faut dissoudre les sels qu'on se propose de faire pénétrer dans l'organisme dans un but thérapeutique, pour ne pas introduire en même temps des corps étrangers que contiendrait une eau non pure, renfermant d'autres sels.

Nous avons vu précédemment que le corps humain peut être assimilé à une solution saline à travers laquelle passe le courant électrique, lorsqu'on applique en deux points des électrodes de polarité différente. C'est donc lui-même un électrolyte dans lequel on rencontre surtout du chlorure de sodium ; et comme les électrodes appliquées sont chargées de substances dissociées en ions, lorsque le courant passera : sous l'anode les cations contenus dans l'électrode se dirigeront dans le corps en traversant la peau et les anions contenus dans le corps passeront dans l'électrode. Sous la cathode, les anions de l'électrode pénètreront le corps, les cations du corps les venant remplacer, se substituant à eux dans l'électrode. Au niveau de la surface d'application de chacune des électrodes se fait un échange d'ions.

C'est ainsi qu'en imbibant les électrodes d'iodure de potassium, le potassium pénétrera dans le corps au pôle positif, l'iode au pôle négatif. Si donc on veut introduire l'un ou l'autre de ces ions, on placera l'électrode imbibée de la solution soit au pôle positif, soit au pôle négatif, suivant qu'on aura à faire à un cation ou à un anion.

La fameuse expérience des deux lapins, de Leduc, explique d'une façon saisissante ces phénomènes : soit deux lapins placés dans un circuit électrique, en série ; l'électrode d'entrée du courant dans le lapin A et l'électrode de sortie du lapin B sont imbibées d'une solution de NaCl, les autres d'une solution de sulfate de strychnine. Le courant passe, et au bout d'un moment, on voit mourir le lapin B, alors que le lapin A n'accuse aucun trouble, parce que chez le premier la strychnine, cation, étant à l'anode l'a empoisonné, alors que chez le second lapin, étant à la cathode, elle n'a pas quitté l'électrode.

Une expérience moins dramatique et tout aussi concluante de la pénétration des ions qu'indique Ed.-H. Blanc (1), consiste à appliquer simultanément sur deux points de la peau deux petites électrodes imbibées d'une solution de nitrate d'argent : sous l'anode, l'argent, cation pénètre dans la peau et laisse après le passage du courant une pigmentation noire qui persistera plusieurs jours, alors que sous la cathode il n'y a pas trace de coloration. Pour que l'expérience soit nette, il faut appliquer les deux électrodes avec quelques volts aux bornes du générateur et fermer ainsi brusquement le circuit, sans quoi le simple contact à la cathode pourrait colorer (très légèrement) la peau, mais toujours infiniment moins qu'à l'anode.

Les solutions de sels à introduire dans l'organisme doivent être

---

(1) *La Beauté de la Peau ;* Son entretien par l'électricité (G. Steinheil, 1910), page 39.

faibles, de 2 à 3 %, dans l'eau distillée, et imbiber complètement les électrodes. Lorsque c'est possible, et Leduc qui s'est beaucoup occupé de la question y insiste, le métal de l'anode (les métaux sont tous des cations) sera le même que celui de la solution électrolytique ; exemple : plaque anodique de zinc pour l'introduction de l'ion zinc au moyen d'une solution de chlorure de zinc.

« La concentration des solutions qui imprègnent les électrodes n'a aucune influence sur l'introduction des ions, les effets produits ne dépendent que de la nature des ions et de leur vitesse d'introduction, c'est-à-dire l'intensité du courant (1) ».

Un des plus grands avantages de la méthode est qu'on fait pénétrer ces substances médicamenteuses au niveau même de la région où elles doivent agir, ce qui est le cas particulièrement pour les articulations : de plus on n'ajoute ainsi rien à l'organisme, comme c'est le cas dans les injections sous-cutanées par exemple ; il y a simplement, comme nous l'avons vu, substitution, au niveau de l'électrode, des ions médicamenteux aux ions du corps.

Tissus scléreux et cicatriciels.— « Une des actions les plus constantes, dit Leduc, des traitements électrolytiques est l'**influence résolutive sur les formations scléreuses et cicatricielles** sous des cathodes formées par une solution de chlorure de sodium. Des ankyloses complètes des articulations se guérissent rapidement, sans mouvements forcés, sans aucune douleur, l'ankylose disparaît de jour en jour, les articulations retrouvent toute leur mobilité ». Ces appréciations de Leduc sont parfaitement justifiées et le traitement qu'il indique a ses indications toutes les fois qu'il s'est formé du tissu scléreux et cicatriciel à la suite de phlegmons de la main, de brûlure ou d'arthrites.

On emploie une solution de chlorure de sodium à 1 ou 2 % dans une électrode formée par un grand nombre d'épaisseurs de tissu de coton hydrophile recouvertes d'une plaque de métal à laquelle est fixé le pôle négatif. Il importe que le contact avec les parties à atteindre soit bien exact et s'il existe des dépressions, comme au niveau d'une articulation (le genou par exemple) on les comble avec des morceaux de coton hydrophile nivellant ainsi la surface à entourer ensuite du tissu habituel. (Le tissu et le coton doivent toujours être complètement propres, n'ayant pas servi antérieurement, pour éviter qu'il ne renferment des ions étrangers : cette remarque s'applique évidemment

(1) Leduc : *Les Ions et les Médications ioniques* (l'œuvre médico-chirurgical), n° 48. Mai 1907.

à tous les traitements par ionisation.) Le tout est maintenu par un lien élastique serré. L'anode est constituée par une grande électrode située en une région commode; le mieux est, quand c'est possible, un bain local de pieds ou de mains, qui pourra être changé aux différentes séances.

Soit un genou à traiter : on peut indifféremment placer l'anode à l'un ou l'autre pied ou aux mains, de façon à laisser reposer la peau de chacun des membres un certain nombre de jours.

On établit le courant et on le fait croître progressivement. On peut atteindre assez vite une intensité élevée et rapidement, sans même augmenter le voltage, car la résistance diminue bientôt avec l'introduction des ions dans la peau. L'intensité possible varie, bien entendu d'après l'étendue de l'électrode active appliquée parfois sur une région très localisée. Trois séances par semaine d'une demi-heure ou de trois quarts d'heure au début: par la suite il est bon d'espacer plus les séances, pour ménager les téguments, et de plus l'action curative se poursuit dans l'intervalle des séances ; l'amélioration fait des progrès surtout les jours qui suivent chacune d'elles.

La rapidité du résultat et l'efficacité du traitement dépend de la situation plus ou moins profonde des tissus scléreux. Plus ils sont superficiellement placés, plus ils sont accessibles, moins la guérison se fait attendre. Aussi obtient-on surtout de bons résultats dans les arthrites des doigts, du poignet, du coude, de l'épaule, du genou. D'autres articulations trop profondes ne bénéficieraient pas du traitement.

Dans les **arthrites simples** par suite de l'immobilisation à l'occasion d'une fracture voisine, dans les **arthrites fongueuses ou blennorrhagiques**, les **hydarthroses**, les résultats sont en général excellents. Les mouvements, impossibles ou limités commencent à se faire de plus en plus aisément dès les premières séances et la fonction redevient bientôt normale. Cèdent aussi à ce traitement, les **brides fibreuses**, les formations scléreuses suites de phlegmons, de **brûlures** ; les tendons, bridés dans leur gaines recommencent à y glisser à l'aise. Tous ces phénomènes s'accompagnent de douleurs, d'un peu de rougeur de la région, de craquements à l'occasion de mouvements, qu'il est recommandé au malade d'exagérer un peu, pour aider au décollement des brides fibreuses. L'apparition de douleurs dans une articulation ainsi traitée est même souvent le premier signe de l'efficacité de la cure, et le malade doit être prévenu de ce symptôme qui ne manque jamais.

Dans toutes les parties accessibles du corps, se fait sentir cette action des cathodes salées. Dans les **sclérites** et les **episclérites rhumatismales** on applique une électrode-tampon sur la paupière fermée, bien épaisse et bien imbibée, l'anode indifférente à la main par exemple. Un courant de 5 à 6 mA pendant un quart d'heure suffit, ainsi que l'enseigne Leduc ; 2 à 3 séances par semaine. Bientôt les douleurs disparaissent ainsi que la vascularisation de la sclérotique, les bourgeons saillants diminuent.

De même dans la **pleurite douloureuse**, la **pleurésie sèche** et la **symphyse pleurale**. La séreuse n'est séparée des téguments que par une couche très peu épaisse de muscles, aussi est-elle très accessible à l'action du courant. Comme anode, un bain de pieds ; grande cathode salée sur le thorax : on va jusqu'à 80 et 100 mA ; la séance dure une heure et on en fait deux par semaine pendant un mois, une par semaine le mois suivant, puis tous les quinze jours. L'amplitude des mouvements respiratoires augmente, l'état général s'améliore. Leduc, qui a étudié le premier ces traitements, signale à ce propos son importance pour éviter chez les porteurs de symphyses pleurales le développement de la scoliose.

Ion iode. — A la place de l'ion chlore, Leduc a aussi introduit l'**ion iode** dans les mêmes cas ; mais celui-ci est beaucoup plus caustique ; il faut abréger les séances et donner moins d'intensité : les résultats sont donc moins rapides.

Ion phosphore. — Ch. Schmitt a traité par les *ions phosphorique* et *magnésien* des **tabétiques** qui ont vu différents symptômes diminuer ou disparaître. Des malades complètement impotents et incapables de faire un pas ont pu reprendre la marche, écrire de nouveau et se livrer à leurs occupations habituelles.

Ion quinine. — L'ion *quinine* a été introduit par Leduc pour le traitement de la **névralgie faciale** : solution de bichlorhydrate à 1 %, au pôle positif.

Ion salicyle. — L'ion *salicyle* est beaucoup plus employé. Dans toutes les **névralgies** pour lesquelles nous avons donné la technique du traitement galvanique on peut imbiber l'électrode active d'une solution de 2 1/2 % environ de salicylate de soude, mais elle sera non plus en rapport avec le pôle positif comme lorsqu'on fait agir le courant simple, mais avec le négatif, l'ion salicyle étant un anion. On constatera aussi de bons résultats dans la sciatique, la névralgie intercostale, et surtout la névralgie faciale où Leduc a obtenu des cures merveilleusement rapides. Après une première séance quelquefois un malade a dormi, que le sommeil avait abandonné depuis des mois.

Mais il convient d'observer pour le traitement des névralgies que certains malades se trouvent mieux de l'application de l'anode simple aux points douloureux, d'autres de l'ionothérapie. Il faut essayer des deux chez un même malade et voir ce qui réussit le mieux. L'ion salicyle est encore indiqué dans les arthrites rhumatismales : électrodes ou bains-électrodes reliés au pôle négatif, le pôle positif éloigné. La résistance de la peau et la tolérance du malade limitent seules l'intensité et les séances — prolongées — quarante cinq à soixante minutes, seront faites tous les jours au début, puis espacées de deux en deux jours.

Argenson et Bordet recommandent l'emploi de l'**hyposulfite de soude** dans les cas d'arthrite et de périarthrite. Ils en placent aux deux pôles une solution à 5 %; séances de vingt à trente minutes, intensité 50 à 100 mA, trois séances par semaine. On note un dépôt jaune de soufre sur la plaque d'étain négative. Ils ont obtenu de bons résultats dans les cas d'arthrites rhumatismales subaiguës, de rhumatisme polyarticulaire subaigu, de rhumatisme blennorrhagique ancien ankylosant, d'hydarthroses traumatiques avec atrophie musculaire, etc..., alors que l'électrolyse salicylée avait donné peu de chose.

Ion lithium. — L'introduction de l'ion *lithium* se pratique dans les manifestations articulaires de la **goutte**. En théorie, on cherche à substituer dans les tissus, aux dépôts uratiques insolubles qui s'y trouvent déposés, un sel urique soluble, l'urate de lithine. La lithine, cation, est placée sous l'anode (électrode ou bain de pieds ou de mains suivant le cas) sous forme d'une solution de chlorure de lithium à 2 %. L'électrode indifférente est un bain salé de pied ou de main. A ce propos signalons l'erreur que commettent beaucoup d'auteurs lorsqu'il s'agit de l'introduction électrolytique ou même de la galvanisation simple. Soit une articulation à traiter : ils placent une électrode sur une des faces, l'autre sur la face opposée de l'article ; on a ainsi des chances pour que le courant ne traverse pas l'articulation et, suivant la loi du moindre effort, ne passe que par la peau. C'est donc suivant nous, une faute de disposer ainsi les électrodes : il faut que le pôle indifférent soit à une certaine distance, de façon à ce que le courant traverse autant que possible la profondeur des tissus.

La durée des séances doit être prolongée si on veut que les ions pénètrent plus avant que le derme (trente à quarante-cinq minutes). Quant à l'intensité, elle varie avec la susceptibilité des sujets. Les résultats sont surtout appréciables dans les formes subaiguës et chroniques de la goutte, mais souvent l'action du courant simple traversant l'articulation est tout aussi efficace.

Gilles (*Archives d'Électricité Médicale*, 1898) a introduit le **fer** sous forme de sulfate, à l'anode, dans des cas de **chlorose, d'hystérie**, de **neurasthénie**, et dit avoir obtenu de bons résultats.

Lewis Jones (*Medical Electricity*) et Bordet (*Archives d'Électricité Médicale*, 1908) recommandent l'emploi de **l'ion magnésium** pour amener la disparition des **verrues.** Une anode imbibée d'une solution à 3 % de sulfate de magnésium est placée sur le dos de la main où siègent les verrues ; bain pour l'autre main en rapport avec le pôle négatif ; courant de 5 mA pendant quinze minutes ; deuxième séance huit jours après. Les verrues se flétrissent et tombent. S'il y a insuccès, on peut traiter isolément chacune d'elles ; alors on emploie une moins forte intensité (2 mA) sur une anode très petite. Séance de quinze minutes également.

Effets tertiaires de l'Électrolyse. — Nous avons vu que l'effet primordial de l'électrolyse est la mise en liberté aux électrodes des ions sodium et chlore. Ceux-ci réagissent sur les tissus, formant à l'anode de l'acide chlorhydrique et de l'oxygène, à la cathode de la soude et de l'hydrogène. C'est l'effet secondaire (acide à l'anode, base à la cathode). L'action modificatrice ou destructive de cet acide ou de cette base sur les tissus a été appelée par Bergonié : *effets tertiaires de l'électrolyse.*

Lorsque le métal de l'anode est le platine ou l'or, l'acide dégagé ne l'attaque pas, mais s'il s'agit d'une anode métallique attaquable, le zinc par exemple, il y a dissolution du métal par l'acide et formation d'un sel de zinc ; ce sel de zinc, par électrolyse, pénétrera alors les tissus sous forme d'ion zinc, cation. C'est cela qui justifie ce que nous disions plus haut avec Leduc, à savoir que lorsque c'est possible, l'anode métallique doit être du métal de la solution électrolytique sans quoi, à moins d'avoir une très épaisse couche de tissu imbibé de la solution, on risque en même temps que l'ion qu'on veut introduire, de faire pénétrer l'ion métal de l'anode.

Ion zinc. — L'action coagulante de l'ion *zinc* a été bien mise en lumière par Leduc.

Dans la **côlite ulcéreuse**, une tige de zinc, longue de 15 centimètres et entourée de compresses imbibées d'une solution à 4 % dans l'eau distillée de sulfate de zinc, reliée à un pôle positif, est introduite dans le rectum au delà de la zone ulcérée. Cathode large sur l'abdomen, durée dix minutes, avec 20 à 30 mA, séances tous les quinze jours.

Lewis Jones emploie le zinc dans le traitement des petits **épithéliomas cutanés** ; solution de chlorure de zinc à 1 %, imbibant une anode de zinc reliée au pôle positif, en contact avec la surface malade ; cathode en un point quelconque. Séance de dix à douze minutes ; intensité 5,8 ou 10 mA suivant ce que le patient peut supporter, d'après la densité du courant (Leduc dit 2 à 3 mA par centimètre carré d'électrode positive). Souvent une séance suffit pour amener la guérison ; sinon, une seconde est pratiquée un mois après.

Dans les **métrites hémorragiques**, on introduit dans l'utérus un hystéromètre en zinc, relié au pôle positif, le vagin protégé par un spéculum non métallique afin d'éviter la formation d'eschares ; cathode sur le ventre. Séances de vingt à trente minutes, intensité 60 à 100 mA, quand ils sont supportés. On peut aussi faciliter la répartition régulière de l'action électrolytique par une injection faite au préalable de chlorure de zinc à 1%. Séance un jour et non l'autre, puis plus espacées.

La même technique s'applique également au traitement des **fistules anales**, des **abcès tuberculeux** difficiles et dangereux à curetter (à cause de la diffusion des bacilles). On entoure la tige métallique de coton trempé dans une solution d'un sel de zinc ; séance d'une heure, intensité variable avec la susceptibilité du malade.

Au Congrès de Lille, 1909, M. Leduc a présenté une statistique de 50 cas **d'anthrax** et de **furonculose** traités par l'ion zinc.

Après une légère incision en facilitant l'entrée, une aiguille de zinc est enfoncée au milieu de l'anthrax (une cathode étant placée en un point quelconque). Séance de cinq minutes avec 20, 30 mA ou davantage.

Les accidents inflammatoires s'atténuent le jour même et la résolution est complète au bout de cinq à six jours.

Dans la furonculose étendue du dos, une électrode reliée au pôle positif et imbibée d'une solution d'un sel de zinc (sulfate) est placée sur la région.

Ion argent.— L'électrolyse de l'*argent* se pratique de la même façon; elle semble plus particulièrement indiquée dans les **métrites d'origine**

gonococcique après la période aiguë. Les résultats sont excellents et rapides. Ils le sont également quelquefois dans les **urétrites chroniques.**

Voyons maintenant les autres applications de l'électrolyse à la gynécologie.

Dans les **fibromes de l'utérus** qui pour une raison ou pour une autre ne doivent pas être opérés et dont le symptôme dominant est l'hémorragie, il faut employer l'action coagulante du pôle positif.

La malade étant couchée, une grande cathode bien fixée sur l'abdomen, on introduit dans la cavité utérine, sous le contrôle de la vue, et reliée au pôle positif, l'électrode inattaquable en platine d'Apostoli, sorte d'hystéromètre autour de la tige duquel glisse un manchon de substance isolante destiné à protéger le vagin. (L'électrode peut aussi être en charbon de cornue si l'orifice utérin en permet l'entrée.) L'électrode de Bergonié entre en contact plus intime avec le tissu utérin, par un dispositif ingénieux.

L'opération doit se faire avec les précautions d'asepsie nécessaires en gynécologie. On introduit d'abord l'électrode (sans spéculum) puis on l'engaine du manchon isolant jusqu'à ce que celui-ci vienne buter contre le museau de tanche ; durée cinq minutes pendant lesquelles l'électrode doit rester immobile, sous peine d'amener des perforations de l'utérus ; la malade pourra souvent supporter plus de 50 mA. Puis l'hystéromètre retiré, on donne une injection vaginale et on laisse la malade étendue une heure environ.

Les séances sont faites deux ou trois fois par semaine. Le résultat ne se fait pas attendre longtemps, mais il importe de prévenir les malades que quelquefois, après la séance, elles souffriront un peu et auront un léger écoulement sanguin par le vagin, sans qu'elles aient à s'en inquiéter.

La même méthode peut être employée dans les **métrites hémorragiques.** Il doit même, s'il est efficace, être préféré à l'électrolyse du zinc car (dans des cas très rares il est vrai) le contact du chlorure de zinc sur la muqueuse utérine a produit des accidents graves et même mortels.

Dans les formes de **métrite parenchymateuse** chronique il convient de faire agir au contraire le pôle négatif en connexion avec l'hystéromètre, car il s'agit ici de tissus sclérosés auxquels il importe de rendre de la vitalité. Quelques séances suffisent souvent pour assurer la cessation des douleurs, des hémorragies et de la leucorrhée.

La **sténose du col utérin,** qu'elle soit congénitale ou acquise, cause non rare de stérilité, peut être facilement vaincue par l'électrolyse négative. Électrode indifférente d'une part, sonde métallique de l'autre, reliée au pôle négatif, présentée à l'orifice utérin sous le contrôle de la vue, avec un spéculum, et en maintenant le col à l'aide d'une pince. Avec une intensité facilement supportée d'une dizaine de mA on passe bien vite, puis on prend un numéro plus élevé, puis un autre. On espace les séances de deux en deux jours, et la guérison s'obtient en quatre ou cinq séances. Lorsque la sténose est très serrée, on peut introduire, l'hystéromètre armé, c'est-à-dire avec un faible voltage aux bornes, fermant ainsi brusquement le circuit.

Électrolyse de l'urètre. — *L'électrolyse de l'urètre* est la plupart du temps le traitement de choix des rétrécissements, de quelque origine qu'ils soient, traumatiques ou surtout blennorrhagiques. Ne voulant ni ne pouvant faire ici un historique de la question, nous n'étudierons pas toutes les techniques qui ont été employées, mais seulement celles qui nous paraissent les meilleures, les plus simples et les plus efficaces.

En définitive, l'opération consiste à introduire dans le canal une sonde à pièce métallique reliée au pôle négatif qui agit sur le rétrécissement à la façon que nous avons vue pour les sténoses du col. Ce qui fait différer les méthodes, c'est que les unes emploient une sonde présentant à son extrémité une olive renflée qui luttera contre le rétrécissement (*procédé de Newmann*), les autres une sonde dont la partie métallique est à une certaine distance de l'extrémité, constituée par un petit cylindre de laiton (*procédé de Bordier*) ; d'autres emploient les simples bougies Béniqué (*procédé de Desnos*). Ce dernier est le plus simple ; Leduc le préconise à cause de l'action semblable de l'ion $\bar{O}H$ dans tous les cas de tissu scléreux à détruire. Le courant se concentre sur les points où la pression est plus grande, c'est-à-dire au niveau même du rétrécissement : aussi est-ce inutile de garnir les autres régions de la sonde d'un vernis isolant.

Avec les précautions aseptiques d'usage dans tous les cathétérismes, on introduit un Béniqué relié au pôle négatif dans l'urètre, d'un calibre entrant à frottement puis, une électrode indifférente étant placée sur le ventre ou à un membre, on donne du courant : l'intensité est subordonnée, comme toujours, à la résistance du malade : bientôt on sent la sonde se mouvoir librement dans le canal alors que tout à l'heure elle était presque immobilisée : on la retire après avoir ramené au zéro et on recommence avec un numéro plus élevé. Chaque séance dure dix minutes : on la renouvelle tous les six ou huit jours et on s'arrête lorsque le calibre est redevenu normal. Puis on revoit le malade de temps en temps et s'il a besoin d'une séance supplémentaire quelquefois pour maintenir le canal suffisamment large, il s'y prête volontiers.

Dans le procédé de Newmann, on présente au contraire au rétrécissement une olive qui ne passe pas (trop grosse de deux ou trois numéros), puis on donne du courant, 3 à 5 mA, et bientôt l'olive franchit le rétrécissement ; on recommence avec un numéro plus élevé. La main de l'opérateur doit maintenir, soutenir la sonde mais ne pas pousser pour ne pas créer de fausses routes ; on sent la sonde progresser une fois l'obstacle vaincu. Durée de la séance : quinze minutes, intervalle entre les séances : huit à quinze jours.

Les résultats sont excellents et durables : la méthode est comme la précédente sans dangers et le malade reprend ses occupations immédiatement après la séance.

Les résultats de l'électrolyse sont souvent excellents dans les **rétrécissements non cancéreux du rectum.** On fait agir un courant de 10 mA pendant cinq minutes, une sonde métallique introduite dans le rectum, l'anode indifférente en un point quelconque : la guérison est obtenue en quelques séances.

Angiomes. — Le traitement des *angiomes* se fait par l'action de l'aiguille électrolytique ; les aiguilles dont on se sert sont courtes, en platine et tenues par un porte-aiguille muni d'un interrupteur de courant. Bien que le pôle négatif soit habituellement le pôle destructeur on a recours de préférence au positif dont on utilise l'action coagulante pour les angiomes, tumeurs sanguines. Plusieurs aiguilles, toutes reliées à l'anode, sont introduites dans la tumeur et la cathode est placée dans le voisinage. Mais la plupart des auteurs préfèrent la *méthode bipolaire*, l'action de chacun des pôles ayant sa part dans la destruction des lacs sanguins. Les aiguilles de platine ou d'or, peuvent être isolées par une couche de vernis à base de gutta sur une partie de leur étendue, mais ce n'est pas très nécessaire. Cette méthode préconisée par Bergonié est la plus simple et la plus sûre.

Pas d'aiguilles multiples : deux seulement, une positive, une négative. Le malade étant tenu en pleine lumière, bien immobile, un aide s'occupant du réducteur et l'œil sur le galvanomètre, l'opérateur enfonce les aiguilles à la limite du tissu angiomateux, obliquement en bas et en dedans par rapport au centre de la tumeur : l'opération est plus simple si les deux aiguilles sont fixées au porte-aiguille que Bergonié a fait construire à cet effet : ainsi la distance des deux aiguilles est toujours la même et elles restent parallèles l'une à l'autre (si elles se rencontraient il y aurait court-circuit).

Les aiguilles enfoncées, on donne du courant et on attend une minute ; puis on les retire et on recommence en un autre point de la tumeur. La durée de la séance étant d'environ six minutes, l'intensité doit être de 40 à 50 mA. Dans les premières séances on agit à la périphérie, dans les suivantes lorsque la tumeur est circonscrite, au centre. Pour éviter les eschares cutanées, on limite le temps d'application de chacune des piqûres au moment où autour de l'aiguille négative on voit apparaître une teinte gris sale. Après chaque séance, lavage avec une solution d'alcool camphré, puis on laisse quelques heures sur la région un pansement ouaté compressif : on attend six à huit jours pour recommencer, et on cesse le traitement lorsque la sensation du doigt est celle de petits noyaux indurés au lieu d'une masse molle comme auparavant. Ce n'est que longtemps après que peu à peu la guérison complète se fait. Lorsqu'après des mois persistent encore, en certains points, des petites élévations rouges, on les touche à l'aiguille négative pour achever leur destruction.

Nævi. — Le pôle négatif agit en détruisant les tissus, par conséquent ce sera à l'aiguille négative qu'on aura recours contre les **nævi** avec télangiectasies visibles : une seule aiguille quand ils sont peu étendus, plusieurs quand leur volume est plus grand.

L'épilation électrolytique est un moyen thérapeutique qui s'adresse à l'**hypertrichose**, mais disons de suite qu'il n'est pratique que dans les cas où les poils à détruire sont assez gros et peu nombreux. Lorsqu'il s'agit de faire disparaître chez une femme une barbe bien fournie, il est d'une longueur désespérante pour le malade et pour le médecin : le nombre des séances doit être multiplié à l'infini, il y a des repousses dans les follicules pileux non complètement anéantis une première fois, alors qu'au contraire, quand on a à faire à des poils volumineux, rares et assez distants les uns des autres, sur la face, entre les seins ou autour du mamelon, le traitement est tout à fait indiqué ; il n'est pas très douloureux, ne donne pas de cicatrices si l'opérateur est habile et le résultat est excellent : il ne faut pas hésiter à le conseiller.

La désorganisation de la papille se fait au moyen d'une aiguille placée dans un porte-aiguille (fig. 22) armée du pôle négatif qu'on introduit dans le follicule en suivant le poil. L'aiguille doit être fine, de platine ou d'acier. Si on dispose d'un bon moyen de le faire, il est préférable de l'isoler jusqu'à 3 millimètres de la pointe pour

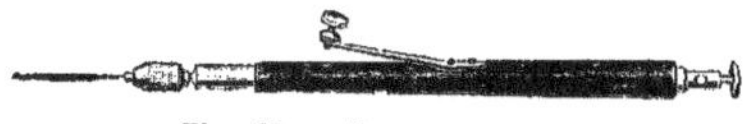

Fig. 22. — Porte-aiguille.

n'agir que sur les parties à détruire, mais les matières isolantes se décomposent par le courant et gênent l'opération. Les aiguilles sont droites ou coudées pour plus de commodité, montées sur un porte-aiguille léger, bien en main. L'électrode indifférente est placée sur les genoux du malade assis, ainsi que le recommande Brocq, et il y portera la main pour fermer le circuit quand le médecin l'invitera à le faire. La région à opérer étant bien éclairée, l'opérateur choisit un poil et, aidé ou non d'une pince fine (qu'il tient alors de la main gauche et dont il maintient le poil sans exercer de traction) il fait pénétrer le long de celui-ci l'aiguille dans le follicule pileux. Lorsqu'il la sent arrêtée par la résistance de l'infundibulum, le réducteur de potentiel ayant au préalable été manié de façon à avoir un faible voltage aux bornes, il dit au malade d'appuyer, d'abord légèrement puis plus fort la main sur l'anode indifférente pour faire croître peu à peu l'intensité du courant. On arrive bientôt à régler la manette du réducteur de façon à obtenir l'intensité désirable avec une pression moyenne de la main : alors on enfonce l'aiguille un peu plus et on attend pour la retirer qu'il se soit produit autour du poil et de l'aiguille un peu de mousse et que la peau blanchisse : à ce moment on dit au malade de rompre le circuit en détachant sa main de l'anode et on retire l'aiguille. On peut aussi employer une anode fixe et introduire l'aiguille, fermant du même coup le circuit ; le procédé est plus rapide, mais il exige de la part de l'opérateur une plus grande habileté. L'électrolyse terminée, le poil est saisi doucement avec la pince et attiré sans forcer ; s'il ne vient pas, ne pas insister et attendre quelques minutes, après que d'autres poils ont été traités de la même manière : habituellement alors il est extrait très aisément. De temps en temps (après 4 ou 5 extractions) il est bon d'essuyer l'aiguille sur un tampon de coton imbibé d'alcool, afin de la nettoyer. Pour l'intensité, il n'y a pas de règle fixe (en général c'est 2 à 3 mA) ; on se base sur le maximum d'effet et le minimum de douleur et d'irritation de la peau. L'important est de ne pas laisser de cicatrice : de ne pas sortir du follicule, de ne pas piquer à côté surtout. Pour éviter les eschares, il ne faut pas dans une même séance opérer sur deux poils voisins et ne pas réintroduire l'aiguille dans un même follicule si pour une raison ou pour une autre il y a eu insuccès : on le reprendra la fois suivante. L'extraction de chaque poil nécessite, suivant qu'il est gros ou fin, de cinq à vingt secondes. Chaque séance est de vingt à vingt-cinq minutes après lesquelles opérateur et opéré seront fatigués, bien que l'opération ne soit que peu douloureuse quand elle est bien faite.

Une difficulté de celle-ci réside dans ce fait que certains follicules ont un trajet coudé, le poil changeant de direction dans la peau, l'introduction de l'aiguille est alors en effet plus délicate. Notons que la profondeur des follicules varie avec les régions, plus grande par exemple au menton qu'à la lèvre supérieure.

Après l'opération, on remarque autour de chaque follicule un petit point rouge jaunâtre : puis une croûtelle se forme, qui tombe bientôt sans laisser de cicatrice, mais quelquefois un peu de pigmentation. Même si on a entrepris un cas facile (poils peu nombreux et espacés) il se produit parfois quelques repousses ; il faut alors recommencer pour ces poils nouveaux et le traitement sera alors mené à bonne fin.

Kéloïdes. — Le traitement des *kéloïdes* se fait aussi au moyen d'une aiguille négative qu'on introduit dans le tissu kéloïdien. On pousse jusqu'à 6 ou 8 mA et on voit bientôt autour de l'aiguille un halo blanchâtre avec des stries rayonnantes ; quand on sent l'aiguille jouer librement on la retire et on l'enfonce un peu plus loin de façon à ce que la zone d'irradiation fasse suite à la première, etc.... Chaque piqûre dure environ quinze secondes : après chaque séance, qu'on fait toutes les semaines, on recouvre la partie opérée d'emplâtre de Vigo qui aide l'effet résolutif de l'électrolyse. Zimmern préfère par un procédé plus court « circonscrire la kéloïde par une série de piqûres négatives, enfoncées dans le tissu kéloïdien parallèlement à la surface cutanée, mais à la limite du tissu sain, là où la kéloïde marque sa saillie ». Au bout de quelques jours, il recommence jusqu'à ce que l'affaissement progressif de la tumeur soit arrivé à un degré suffisant : sa disparition n'est cependant jamais complète.

Couperose. — L'aiguille négative peut aussi détruire les capillaires dilatés exagérément dans la *couperose*, au niveau des ailes du nez. On introduit une très fine aiguille dans le vaisseau et si possible sur une certaine longueur ; on établit le courant et on voit des bulles d'hydrogène apparaître le long du capillaire : une ligne blanche indique bientôt sa destruction ; quand elle cesse de s'étendre on retire l'aiguille et on la réintroduit dans la même direction à partir du point où la ligne blanche s'était arrêtée. On commence par les plus gros capillaires ; dans les séances ultérieures on attaque les vaisseaux plus fins et si on ne peut pénétrer dans leur intérieur on les transfixe le plus obliquement possible. Il se produit, à la suite de chaque opération, de la rougeur et du gonflement de la région, dont on attend la cessation pour en pratiquer une nouvelle. L'intensité à atteindre et la longueur des séances dépendent uniquement de l'endurance du sujet.

Certains « **grains de beauté** », recouverts ou non de poils, surtout s'ils sont nombreux et situés sur le visage, peuvent être, pour celui qui les porte, très désagréables. Il est extrêmement facile de les faire disparaître également par l'introduction d'une fine aiguille de platine armée du pôle négatif, non dans la peau saine immédiatement en dehors de la marge de la tumeur comme on l'enseigne communément, mais dans la tumeur elle-même, tout près de la peau. Suivant l'étendue de la tache le nombre des piqûres sera plus ou moins grand, nécessitant ainsi une ou plusieurs séances, après lesquelles une petite escharre tombera, laissant une très petite cicatrice qui pâlira peu à peu. En général, il est bon de transfixer la tumeur dans deux directions différentes, en croix, sans aller trop profondément, pour ne pas atteindre le derme sous-jacent : une seconde séance quinze jours après, suffira en général à parachever l'œuvre commencée.

Lorsque les « grains de beauté » sont plus étendus, on peut employer la méthode bipolaire. Il en est de même pour les **verrues** et les **comédons pileux** qui, lorsqu'ils prennent un développement exagéré, doivent être détruits de la même façon.

Dans l'**acné hypertrophique**, on détruit d'abord sur le nez les gros capillaires comme il a été dit précédemment ; puis on enfonce perpendiculairement à la surface, mais jamais jusqu'au cartilage, plusieurs aiguilles négatives et on fait passer le courant avec l'intensité qui peut être supportée.

Deux séances par semaine suffisent dans les cas moyens, puis on arrive, avec l'amélioration qui se produit toujours, à une par semaine, puis une tous les quinze jours, sans qu'il soit possible de dire exactement le temps que nécessitera le traitement.

Nettoyage et désinfection des glandes cutanées. — Nous devons au Dr Ed.-H. Blanc (1) une méthode de nettoyage et de désinfection des

(1) Ed.-H. Blanc, *La Beauté de la Peau :* son entretien par l'électricité (Steinheil, éditeurs).

glandes cutanées basé sur l'emploi du courant continu, qui engendre de la soude au fond des culs-de-sac glandulaires, dans les régions où la peau est recouverte par une électrode négative. Cette électrode peut être imbibée d'iodure de potassium, de salicylate de soude, etc.., ce qui permet alors l'introduction électrolytique d'acide salicylique, d'iode et autres désinfectants. C'est une « toilette électrique » comme dit l'auteur, d'application facile et qui a de plus le mérite d'avoir une base rigoureusement scientifique. Les séances sont faites d'abord quotidiennement puis plus espacées sur les parties malades : ailes du nez, front, menton, poitrine. La méthode s'adresse plus particulièrement aux peaux grasses, dont on voit par ce traitement les comédons, « les points noirs », bientôt disparaître, donnant aux téguments l'aspect frais d'une peau saine et vivante.

DEUXIÈME PARTIE

Courants induits et galvano-faradiques
Électro-diagnostic

Chapitre Premier

COURANTS INDUITS

A) **L'INDUCTION** [1].— On appelle courants induits ou faradiques (en 1831, Faraday découvre l'induction) une succession d'ondes électriques, alternativement dans un sens et dans l'autre, formant un courant alternatif d'une variété particulière, ondes produites dans un circuit par de brusques fermetures et ouvertures de courant continu, dans un circuit distinct et voisin. Ces deux circuits sont disposés en spires, isolées les unes des autres, leur enroulement constituant ce qu'on appelle une bobine : *bobine primaire ou inductrice*, recevant du courant continu fourni par des éléments de piles ou toute autre source génératrice ; *bobine secondaire* ou *induite*, siège du courant induit. Par suite d'un dispositif spécial sur lequel nous reviendrons, on réalise de brusques fermetures et ouvertures du courant continu : il se produit alors, à chaque changement un champ magnétique dans la bobine primaire, qui réagit sur la bobine secondaire, y induisant une force électromotrice en sens inverse du courant qui la produit. Nous disons une force électromotrice induite et non un courant induit, parce que cette force électromotrice existe si le circuit secondaire reste ouvert, et que le courant ne passe que si on vient à le fermer. Mais dans la suite, nous emploierons indistinctement les deux termes.

(1) L'étude des courants Leduc et ondulatoire devrait logiquement avoir sa place immédiatement après celle du courant continu, mais l'importance du Courant induit et de l'électro-diagnostic nous a fait les décrire auparavant.

Lorsque le courant continu qui alimente le circuit primaire ou bobine inductrice passe à l'état permanent, le circuit secondaire n'est le siège d'aucun courant, d'aucune force électromotrice induite. Ce n'est qu'au moment où le courant est établi qu'un courant induit se produit, en sens inverse, et cette onde induite dure le temps d'établissement du courant primaire. Puis il ne passe rien dans l'induit jusqu'au moment où, interrompant le courant inducteur, faisant une ouverture, il reproduit dans le secondaire une onde opposée à la précédente, c'est-à-dire dans le même sens que le courant primaire.

Si donc on fait, dans un circuit primaire, des fermetures et des ouvertures de courant, plus ou moins rapidement, on obtiendra aux bornes de circuit secondaire, une suite d'ondes induites, alternativement dirigées dans un sens et en sens inverse, et plus ou moins rapprochées.

La bobine d'induction est donc un *transformateur*, puisqu'elle transforme un courant continu en un courant d'induction ou faradique, dont les propriétés, les caractères et les effets sont tout différents.

Les ondes produites à la fermeture et à l'ouverture sont de sens alternativement changeant, nous l'avons vu, mais les *quantités* de flux induit sont égales pour chacune des deux ondes (d'ouverture et de fermeture). Or, comme l'onde d'ouverture est plus brusque, plus courte que celle de fermeture, son intensité est plus élevée.

Au moment de la fermeture, de l'établissement du courant, une force d'inertie tend à s'opposer à l'onde induite et la retarde, c'est l'induction du primaire sur lui-même, la *self-induction* ; et cela explique que cette onde de fermeture soit plus longue que celle d'ouverture : en effet, au moment où on rompt le courant, cette self-induction, de même sens que la nouvelle onde qui se produit alors, onde d'ouverture, vient la renforcer, lui donne plus d'intensité, de rapidité, d'importance : c'est *l'extra-courant d'ouverture*.

En pratique, l'onde de fermeture s'efface devant l'onde d'ouverture dont les effets sont beaucoup plus intenses : aussi pourrait-on dire qu'on fait de la faradisation positive quand on emploie l'onde de rupture positive (pôle positif de la bobine) et inversement.

B) **APPAREILS MÉDICAUX D'INDUCTION.** — Les appareils d'induction dont on se sert en électrothérapie présentent donc : *a*) *une bobine primaire* aux extrémités du fil de laquelle aboutissent les conducteurs + et — d'un générateur de courant continu (pratiquement une force électromotrice de 2 volts 8 suffit, soit deux éléments Leclanché) ;

b) *une bobine secondaire* dont les deux extrémités peuvent être mises en rapport avec les conducteurs d'utilisation ; *c*) *un interrupteur*, appareil destiné à produire des interruptions.

La bobine inductrice est formée par un long fil, bien isolé dans toutes ses parties, enroulé en spires pressées les unes contre les autres autour d'une âme en fer doux, dont l'aimantation renforce les phénomènes d'induction, la puissance des bobines.

Si nous voulions considérer le courant primaire qui s'y produit, nous le verrions formé d'une série de chocs ou d'ondes, passant toutes dans la même direction, et correspondant en temps et en fréquence aux interruptions du courant continu.

La bobine primaire est habituellement fixée à un bâti de bois, permettant au moyen d'une glissière, d'approcher ou d'écarter d'elle la bobine secondaire qui peut ainsi venir l'engainer plus ou moins.

La bobine secondaire est formée par l'enroulement d'un fil isolé, autour d'un tube de bois permettant l'engainement.

Dans le circuit primaire, on interpose un système de trembleur ou d'interrupteur qui doit produire les fermetures et les ouvertures successives du courant. Son dispositif rappelle celui des sonnettes électriques : une pièce de fer doux, horizontale, dite palette, est en équilibre, pouvant osciller par son milieu. Une de ses extrémités, lorsque le courant est établi, est attirée par aimantation du noyau de l'inducteur ; mais alors, l'autre extrémité de la palette, basculant en sens inverse, rompt le circuit, l'aimantation cesse, et la palette revient à sa position primitive, d'où elle sera de nouveau aimantée, et ainsi de suite. Ces alternatives de fermetures et d'ouvertures, nécessaires à la production d'ondes induites dans le secondaire peuvent être réglées approximativement de façon à donner des fréquences variables : les interruptions lentes sont à peu près d'une par seconde, les plus rapides de cinquante à la seconde. Mais on n'a jusqu'ici aucun procédé pratique indiquant exactement combien on produit de ruptures à la seconde, sauf lorsqu'elles sont suffisamment lentes pour être facilement comptées. Il semble que les constructeurs pourraient combler cette lacune au moyen d'un cadran où seraient indiquées par des chiffres les fréquences, et sur lequel une aiguille indicatrice se déplacerait, en connexion avec le levier de réglage. Ceci aurait son importance : nous verrons que les courants d'induction ont des effets très différents suivant la fréquence.

M. Lézy a construit récemment un appareil d'induction qui comble en partie cette lacune : au moyen d'une vis on règle le trembleur de façon à avoir des interruptions assez lentes 3, 2 ou 1 à la seconde puis on les rend 2 à 10 fois plus fréquentes au moyen d'un dispositif simple (aiguille mue sur un cadran) on arrive à avoir ainsi des mesures précises et à savoir ce qu'on fait de 1 à 30 interruptions par seconde : au delà même on le sait approximativement.

Un autre point où un peu de précision scientifique viendrait avantageusement remplacer l'empirisme, c'est celui du degré d'engainement des bobines. Nous sommes loin des mesures précises auxquelles nous a habitués le galvanomètre dans le dosage des courants continus. La force électromotrice induite est d'autant plus grande que l'engainement du secondaire sur le primaire est plus grand ; sur la glissière du bâti de bois est une échelle graduée en centimètres. On dira que pour un effet physiologique donné il faut un engainement (ou un écartement, suivant les modèles de bobines) de tant de centimètres. Scientifiquement c'est tout à fait insuffisant, lorsqu'on répète une expérience avec un appareil nouveau, muni de ces seules indications.

Dans un système de bobines, on peut faire varier la longueur et la section, l'épaisseur des fils, et le nombre de tours des spires. Les effets varient avec toutes ces différences, mais dans la pratique l'appareil le plus compliqué comprend une bobine inductrice unique, et deux bobines induites (l'une à gros fil, relativement court, l'autre à fil fin, très long), ou même trois (à gros fil, à fil fin et à fil moyen), interchangeables sur la glissière.

Dans un des appareils que construit Gaiffe, les constantes sont les suivantes :

Force électromotrice au primaire 2 volts 8

Inducteur :	fil de	7/10m	de m.m. cuivre rouge	...	1200	tours
Induit :	gros fil	15/10m	—	— ...	480	—
—	moyen	7/10m	—	— ...	2120	—
—	fin	15/100m	—	— ...	14000	—

Il peut être intéressant aussi de pouvoir faire varier le voltage au primaire, mais c'est ce que peu de constructeurs jugent utile, aussi dans les tableaux qu'ils fournissent est-ce impossible.

Les courants induits direct et inverse ont une force électromotrice proportionnelle à l'intensité du courant inducteur, au carré de la résistance de la bobine induite, et inversement proportionnelle à la durée du courant induit.

Pour augmenter la force électromotrice d'induction, il faut que le fil induit soit long et fin, et que le fil inducteur soit gros et court (pour augmenter l'intensité du courant inducteur).

Une force électromotrice donnée dans l'inducteur produit dans l'induit une force électromotrice d'autant plus considérable que la résistance y est plus grande, c'est-à-dire que les tours du fil sont plus nombreux et sa section plus petite. Donc dans les bobines à fil fin nous aurons une force électromotrice considérable (au moment de l'onde d'ouverture surtout), autrement dit, une haute tension (haut voltage) et une faible intensité. Avec une bobine à gros fil on obtiendra un courant dont la tension est relativement peu élevée. On appelle *courant de quantité* celui fourni par la bobine à gros fil, *courant de tension* celui de la bobine à fil fin (bien que dans l'un comme dans l'autre de ces deux courants, mais à un degré différent, la tension soit plus élevée qu'au primaire).

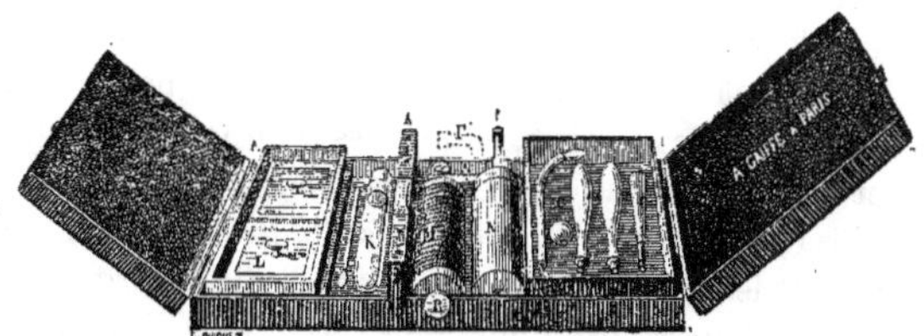

Fig 23. — Appareil portatif d'induction (Gaiffe).

La force électromotrice développée dans le primaire, c'est la force électromotrice de self-induction : comme nous l'avons vu, dans le secondaire, c'est la force électromotrice induite. Le rapport entre ces deux forces est environ égal au rapport des nombres de tours du fil dans les deux circuits. Si l'induit a dix fois plus de tours de fil que l'inducteur, la force électromotrice induite est dix fois plus grande que la self. Ce rapport est le *coefficient de transformation.*

Si nous nous reportons à la loi d'Ohm, nous voyons ici, que d'accord avec elle, si dans les courants induits la tension est variable, mais toujours plus grande que dans le courant continu qui les engendre, on a toujours affaire à une faible quantité.

Les figures 23 et 24 représentent un modèle d'appareil d'induction transportable construit par M. Gaiffe, simple, que tout praticien peut avoir et manier, qui peut lui rendre des services.

L'interrupteur est muni d'un régulateur de vitesse PP' ; les piles, au sulfate de mercure, sont de forme cubique ; elles sont formées de très petits couples de charbon C et zinc Z, au nombre de deux (fig. 24), reliés par des communications en platine et montés dans une petite

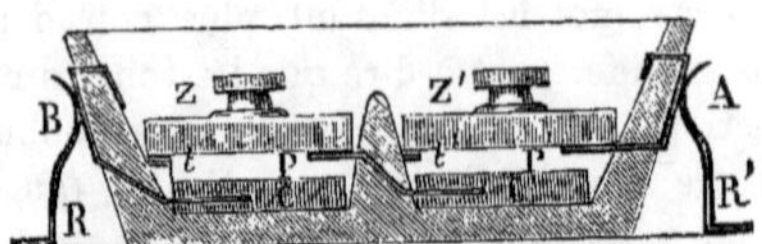

Fig. 24. — Pile au sulfate de mercure (Gaiffe).

cuvette d'ébonite. Une pincée de sulfate de bioxyde de mercure et un peu d'eau représentent la charge de chaque couple, charge à renouveler chaque fois qu'on déplace l'appareil, mais capable de fournir environ quarante-cinq minutes de travail. Quand l'appareil n'est pas déplacé, il suffit de retirer les zincs après la séance pour pouvoir utiliser plus tard le sel restant non décomposé.

On se servira de ces piles intérieures si on opère au domicile du client, mais dans son cabinet, le médecin trouvera plus pratique d'user de deux *Leclanché*, montées en série, et dont les conducteurs seront fixés aux trous + et — ménagés au bord de notre boîte.

Les fils d'utilisation seront enfoncés dans d'autres trous, situés sur la traverse séparant les deux parties de l'appareil (la polarité indiquée est celle des ondes d'ouverture, dont nous l'avons dit, les effets sont plus marqués). On peut employer soit l'extra-courant, soit le courant induit, soit les deux courants réunis. L'intensité peut être diminuée en introduisant dans le circuit un rhéostat à eau, annexé à la boîte. Un trembleur est fixé à l'extrémité des bobines, avec une position d'arrêt et une d'activité. Les bobines sont placées concentriquement et ici, le réglage d'intensité est obtenu par un tube de cuivre R (fig. 23), entourant le noyau de fil de fer et qui peut être plus ou moins retiré ; lorsque le noyau est complètement recouvert les courants induits produits présentent le minimum d'intensité ; le maximum est, au contraire, obtenu par un courant inducteur donné, lorsque le tube de cuivre est entièrement retiré. Ce système présente toutefois l'inconvénient de ne pas permettre de descendre au-dessous d'un certain minimum.

En dehors du mécanisme d'interruptions rapides, on peut exercer avec le doigt, sur le levier laissé à l'arrêt, des pressions amenant la formation d'ondes espacées.

C'est un petit appareil qui, s'il n'est pas parfait, peut véritablement rendre des services. Qu'on ait affaire à lui ou à un de ceux plus compliqués, avec bobines interchangeables, dont nous avons parlé plus haut, les électrodes peuvent être, soit des charbons plongeant dans un bain local, permettant de faire passer des ondes faradiques d'un membre à un autre (à travers l'organisme), faradisation générale, soit des électrodes semblables à celles dont on se sert également pour le courant continu, appliqué localement et qui ont déjà été décrites. On peut également mettre un pôle en contact avec l'extrémité d'un membre par l'intermédiaire d'une cuvette d'eau, et appliquer l'autre, fixé à une électrode humide sur un segment du même ou d'un autre membre par exemple, ou aussi sur le rachis, etc.... Ici comme pour le courant galvanique, les électrodes peuvent être l'une de grandes dimensions, électrode indifférente, l'autre plus petite, recevant une densité de courant beaucoup plus considérable.

On se sert également d'électrodes métalliques montées sur un manche isolant, en bois, qui ont la forme de plaques, de roulettes ou de pinceau, (pinceau de Duchenne) petit balai qui est promené sur la peau, assez vite pour ne pas occasionner de sensation trop aiguë de brûlure, mais qui agit vivement sur la sensibilité.

C) EFFETS PHYSIOLOGIQUES. — Une fois les connexions établies, les électrodes en place, la bobine induite à distance de l'inductrice, on met en mouvement le trembleur et on augmente peu à peu l'intensité, en rapprochant les bobines, doucement, avec précaution, se basant sur les sensations éprouvées par le patient. Lorsqu'on est arrivé au résultat qu'on veut obtenir, prenons par exemple le cas d'une contraction musculaire, au plus faible degré d'engainement nécessaire pour avoir une contraction, on note ce degré (c'est tout ce dont on dispose, hélas, comme moyen de mesure) et on ne va guère plus loin. Si l'appareil comprend un trembleur réglable, on peut le faire varier de façon à avoir de lentes ou de rapides interruptions, à volonté.

Courants de quantité, de tension. — Quand on veut rechercher les effets *moteurs* (électrodiagnostic ou électrothérapie) on fait usage de la bobine à gros fil, élevant peu la tension, *courant de quantité*. Si on veut stimuler la *sensibilité* en un point, alors *courant de tension*, bobine à fil fin, avec électrodes sèches habituellement.

En effet, pour un même engainement et une même fréquence d'interruptions, la contraction musculaire est plus énergique avec la bobine à gros fil qu'avec une à fil fin. Cette dernière est plus difficile à supporter, réveillant plus la sensibilité.

Effets sensitifs. — Lorsque l'appareil est disposé comme nous l'avons indiqué et qu'on promène le pinceau de Duchenne relié à l'un des pôles sur une région des téguments, faisant avancer progressivement la bobine secondaire sur l'autre, il arrive un moment où le patient sent un chatouillement particulier et désagréable, puis bientôt douloureux. Certains individus sont mêmes très sensibles à cette sensation (comme dans toutes les applications d'électricité, l'élément personnel, l'état de la peau plus ou moins sèche et aussi la disposition journalière jouent un grand rôle) et ces *effets sensitifs*, s'ils sont égaux, pour un engainement égal, de l'un et de l'autre côtés symétriques du corps, varient au contraire beaucoup avec les régions, beaucoup moins bien supportés à la face, par exemple, qu'aux membres. Le point habituel et moyen d'apparition de cette sensibilité farado-cutanée, noté en centimètres, sera modifié dans des maladies comportant une altération de la sensibilité.

Effets vaso-moteurs. — Le courant de tension, surtout avec le pinceau de Duchenne, fait apparaître également sur la peau une rougeur plus ou moins intense, précédée ou non d'une période de pâleur : ces *effets vaso-moteurs* (vaso-constriction puis vaso-dilatation) expliquent l'utilisation qu'on peut faire de la bobine comme révulsif, et comme un révulsif atteignant à des effets qu'on n'obtient pas avec les procédés habituellement employés.

Les **effets moteurs** des courants d'induction sont surtout importants. Pendant longtemps ils ont occupé dans la thérapeutique électrique une place prépondérante à la suite des travaux de Duchenne (de Boulogne), mais aussi exercé une influence néfaste, dont nous sortons à peine, jetant un discrédit injustifié sur toute l'électrothérapie, parce qu'on les employait trop souvent, indistinctement, à tort et à travers, dans tous les cas, menant à l'atrophie des groupes musculaires qui n'auraient pas mieux demandé que de guérir souvent d'eux mêmes, sans traitement. La faradisation est une arme excellente dans des cas bien déterminés : elle devient très dangereuse entre des mains inexpérimentées, utilisée sans indications précises.

Lorsqu'on veut faire contracter un muscle, on fixe une des électrodes, large, indifférente, en un point quelconque du corps, puis les connexions établies entre la source de courant continu et l'appareil d'induction, le trembleur mis en marche, l'engainement à son minimum, le médecin applique l'autre électrode au point précis où le muscle qu'il s'agit d'exciter réagit le mieux (point moteur). Cette électrode active est montée sur un manche isolé que tient l'expérimentateur : elle est petite, en forme de bouton, bien imbibée d'eau salée. Le contact doit être appuyé et maintenu une seconde, puis on éloigne l'électrode s'il n'y a pas eu de contraction et on recommence avec une intensité un peu supérieure jusqu'à ce qu'on en note une bien nette : c'est le seuil de l'excitation. En augmentant encore la contraction, la secousse se produit de nouveau, mais plus forte. La contraction se produirait de même si avec une intensité suffisante on employait une électrode plus large appliquée au devant du muscle : ce dernier cas est celui où on veut obtenir un effet thérapeutique, le premier un électrodiagnostic.

Fréquence des interruptions. — C'est ici que la fréquence des interruptions prend toute son importance. Lorsque celles-ci sont suffisamment lentes il se produit d'abord une contraction qui a le temps de se terminer avant que le prochain choc d'induction vienne en déterminer une seconde : il faut, pour avoir cet isolement net des secousses, une ou deux interruptions au plus à la seconde. Ce sont des secousses d'ouverture, dont nous avons déjà signalé la prépondérance ; mais si on vient à augmenter l'intensité, l'amplitude de la secousse grandit puis plus loin la secousse de fermeture apparaît, toujours plus faible que celle d'ouverture qu'elle vient doubler.

Voilà pour les secousses isolées distinctes les unes des autres : si maintenant on les rapproche (5 à 10 par seconde), chaque secousse saisit le muscle n'ayant pas encore eu le temps de revenir complètement au repos ; on obtient alors des contractions ne restant isolées qu'en partie, et se fusionnant partiellement : *tétanos physiologique incomplet.* Si la fréquence est plus grande encore (15 à 50 par seconde) il y a fusion des secousses successives et on a le *tétanos physiologique complet.*

Or un muscle sur lequel on fait agir à petite dose des secousses lentes d'une bobine à gros fil s'hypertrophie, alors que l'action à haute dose de la bobine à fil fin et à interruptions rapides amène l'atrophie. On conçoit aisément qu'il n'est pas indifférent d'agir suivant les cas avec des fréquences dont les effets sont si opposés.

D) EFFETS THÉRAPEUTIQUES. — Le *courant de tension* (fil fin) est utilisé pour **réveiller la sensibilité** lorsque celle-ci est diminuée ou abolie, ou pour **combattre les phénomènes douloureux.** Avec le pinceau de Duchenne, il produit en très peu de temps une révulsion excellente.

Dans la **spermatorrhée** d'ordre neurasthénique sans lésions locales ou du système nerveux, la faradisation rapide, fil fin, peut donner quelques résultats. Trois séances par semaine, de dix minutes. Électrodes, l'une sur les dernières vertèbres dorsales, l'autre au périnée ou sur la partie supérieure des cuisses.

Même procédé, par l'intermédiaire en bain de cellules dans les différents symptômes de la **neurasthénie** : on peut aussi employer le pinceau de Duchenne promené sur la surface des téguments, surtout le long du rachis et des membres.

Le *courant de quantité* (gros fil) sous forme tétanisante est toujours dangereux dans le traitement des atrophies musculaires ou des paralysies, car il produirait l'atrophie d'un muscle sain : son usage doit donc être formellement proscrit, et c'est à son utilisation irraisonnée et aveugle qu'on doit les insuccès qui ont longtemps empêché les nouvelles conquêtes de la thérapeutique électrique de triompher de ces erreurs. Le *courant tétanisant* n'est indiqué que dans le traitement de **l'état spasmodique des muscles**, dont il a raison en le fatiguant.

Atrophie musculaire. — Le *courant faradique rythmé* au contraire, par les mouvements de repos qu'il laisse au muscle, évitant la fatigue et la tétanisation, agit profondément sur sa nutrition et est susceptible de lutter contre l'**atrophie.** Il suffit pour le produire d'interrompre périodiquement tout courant, chaque seconde par exemple, en arrêtant le levier ou en soulevant une électrode (on obtiendrait le même résultat au moyen d'une clef de Morse ou d'un métronome interrupteur).

Le courant faradique rythmé est employé pour le traitement de l'**incontinence d'urine essentielle,** par l'intermédiaire de deux électrodes placées l'une au périnée, l'autre sur la région pubienne : séances courtes de dix minutes, répétées trois fois par semaine.

Mais la modalité la plus intéressante du courant faradique, la plus employée (ou qui devrait l'être), la mieux supportée et la plus utile, la moins dangereuse, c'est le choc d'induction, les *ondes espacées.* La contraction qu'elles provoquent est nette, ne donnant aucune fatigue au muscle : on en fait peu dans une même séance, durant deux ou trois minutes, dépassant à peine le seuil de l'excitation, et à une période seulement où le muscle, qu'on ait eu ou non à le traiter auparavant par le courant continu, réagit à l'excitation faradique.

Quoi qu'il en soit, si l'induction est encore employée souvent, c'est que c'est le moyen le plus ancien en date de faire agir de hautes tensions. Mais ses indications sont maintenant très réduites. La seule raison valable de ne pas le faire à peu près éliminer, sa seule qualité que n'ont pas les autres courants, c'est qu'on peut faire agir à volonté trois sortes de bobines. Quant à sa mesuration exacte et pratique, nous ne savons pas si elle sera jamais possible, car les interrupteurs usuels, pour ne parler que de cet élément variable, ne sont jamais semblables absolument l'un à l'autre et un même mécanisme d'interruption peut varier d'un jour à l'autre.

Chapitre II

COURANT GALVANO-FARADIQUE

C'est la combinaison d'un courant galvanique et d'un courant faradique appliqués simultanément : on l'appelle aussi courant de *de Watteville*, du nom de celui qui l'a le premier préconisé. On fait, pour le produire, traverser la bobine secondaire d'un appareil d'induction par un courant continu provenant d'une pile ou d'un générateur quelconque. Le plus souvent on associe les deux courants en *série*, par exemple le pôle négatif de la pile allant directement au malade, son pôle positif relié au pôle négatif de la bobine, dont le pôle positif est lui-même amené au patient. Dans les appareils fixes avec tableaux, on le produit à l'aide d'un combinateur spécial.

Le « Compendium » à piles sèches de M. Chardin (fig. 25) permet très facilement d'avoir soit du courant continu, soit du faradique, soit du « Watteville ». Quoiqu'il en soit, on règle l'intensité pour chacun des deux courants séparément : mise en service de plus ou moins d'éléments de pile ou manœuvre du réducteur de potentiel d'une part, degré variable d'engainement des bobines de l'autre. Les effets se surajoutent et la sensation éprouvée par le malade, réuni à l'appareil par l'intermédiaire de deux électrodes humides ou de bains locaux, est à la fois celle de sinapisme du courant continu et celle de fourmillement ou de chocs plus ou moins espacés de la faradisation. Mais les secousses sont plus fortes, plus vite insupportables que si la faradisation agissait seule : l'action du courant continu les renforce. Ce serait l'inverse qui se produirait dans le cas où le montage des deux appareils serait fait en opposition : c'est-à-dire le pôle positif de la pile uni au pôle positif de la bobine.

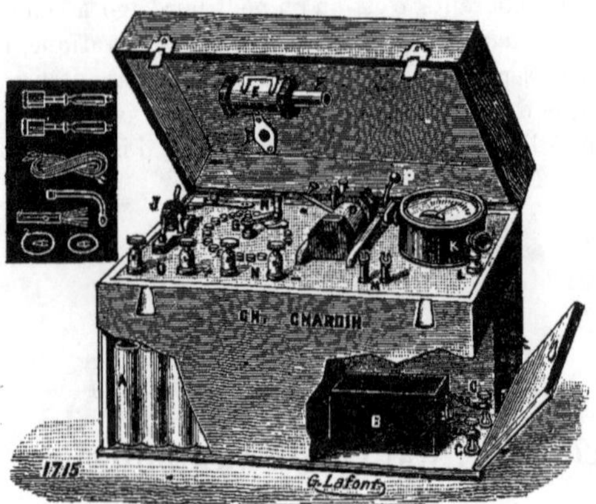

Fig. 25. — Appareil pour la galvano-faradisation (Chardin).

Par l'intermédiaire des tableaux combinateurs, on peut donner le courant de de Watteville sous forme de bains à cellules. Ce courant favorise le développement des muscles striés et on peut l'employer contre les **atrophies musculaires** à la période cependant où les réactions à la faradisation ont reparu, tout au moins en partie.

Son action sur les *fibres lisses* est intéressante. En général, dans l'application du courant faradique simple, pour agir sur elles il faut employer la bobine à fil fin ; avec la galvano-faradisation, la bobine à gros fil donne les mêmes contractions et elle a l'avantage, on le sait, d'être bien moins douloureuse (Cluzet).

Indications. — Le courant de de Watteville trouve sa principale indication dans le traitement de la **constipation** : dans la forme *atonique* on emploie la bobine à gros fil, dans la *spasmodique* celle à fil fin, suivant le procédé de Laquerrière et Delherm. Ces auteurs ont les premiers préconisé son emploi dans cette variété de constipation.

Une grande anode est placée sur les lombes, une cathode également étendue sur le ventre. « La bobine faradique est une bobine à fil fin à interruptions rapides, les intensités sont très faibles, juste ce qui est nécessaire pour produire une vibration très peu sensible des muscles de la paroi en tout point semblable aux procédés de massage léger.... Le courant continu est amené à 50, 80, 100 mA progressivement ; il demeure à cette intensité pendant la durée de la séance, et est ramenée ensuite toujours sans heurt ni secousse à zéro. La durée des séances est de dix à quinze minutes, elles sont faites trois fois par semaine d'abord, et plus espacées ensuite.

Dans un certain nombre de cas, 30 %, les selles deviennent spontanées dès les premières séances et l'on peut supprimer d'emblée toute médication ; dans les autres cas, c'est seulement entre la première et la quinzième séance » (Laquerrière et Delherm).

Ce traitement amène non seulement la régularisation des selles mais la disparition des glaires, une amélioration de l'état général et une augmentation de poids.

Le même procédé s'applique aux cas de **côlite muco-membraneuse** accompagnée soit de constipation habituelle, soit d'alternatives de diarrhée et de constipation.

Chapitre III

ÉLECTRO-DIAGNOSTIC — PARALYSIES ATROPHIES MUSCULAIRES

État variable du courant continu. — Le courant continu, au lieu d'être employé comme nous l'avons vu précédemment, à l'état permanent, peut l'être à l'état variable, c'est-à-dire lorsqu'avec un voltage donné aux bornes, ou bien le réducteur de potentiel poussé jusqu'à un certain point, on vient brusquement à fermer le circuit, ou quand celui-ci déjà établi on vient à le rompre tout à coup. Que les interruptions soient faites à la main ou mécaniquement, il existe donc un *état variable de fermeture* et un *état variable d'ouverture ou de rupture*, dans lequel le courant continu agit alors directement sur le système nerveux et produit des contractions musculaires. Ces états variables amènent, ce qui n'a pas lieu à l'état permanent, lorsqu'ils agissent sur un nerf moteur ou sur un muscle, la contraction des muscles innervés par le nerf, ou celle du muscle directement excité.

Secousse de fermeture, d'ouverture. — Si le courant est faible, il n'y a de secousse qu'à la fermeture ; s'il est fort, la secousse est encore à la fermeture si le pôle négatif est le plus rapproché du muscle ; elle est à l'ouverture si c'est le pôle positif le plus voisin de lui (*lois de Pflüger*). Lorsqu'on excite soit un nerf moteur, soit un muscle avec une électrode en forme de bouton, une grande électrode indifférente étant placée en un point éloigné, on remarque d'abord qu'il faut des intensités plus grandes pour avoir des secousses d'ouverture que pour obtenir les secousses de fermeture ; ensuite qu'il faut des intensités différentes suivant que le pôle excitant est le négatif ou le positif. Et si on fait progressivement croître l'intensité, la première des secousses qu'on obtient (c'est-à-dire avec l'intensité la moindre) est la secousse de fermeture négative ; ensuite, avec une intensité supérieure, c'est la secousse de fermeture positive qui apparaît. Plus loin c'est celle d'ouverture positive, enfin en dernier lieu celle d'ouverture négative, ce qu'on exprime par la formule NF>PF>PO>NO. Cette *formule normale* est à retenir : elle cesse d'être vraie dans certains états pathologiques.

Ces données sont nécessaires, avec celles que nous connaissons de l'excitation des muscles et des nerfs par le courant faradique, pour faire ce qu'on appelle un **électro diagnostic**, basé sur les réponses des nerfs et des muscles à leur excitation par le courant continu et par le courant induit. Disons de suite qu'un électro diagnostic pour être complet est chose longue et compliquée ; mais que, si on veut le simplifier, il devient aisé et très suffisant pour le pronostic à porter sur l'état d'un nerf ou d'un muscle. Il suffit de savoir s'il répond ou non au courant faradique, si la secousse de fermeture négative s'obtient ou non avec une moindre intensité que celle de fermeture positive, et si la secousse est comme elle doit être normalement, vive, brusque et brève, ou au contraire lente et onduleuse.

Lorsqu'on veut faire un électro diagnostic, il faut avoir à sa disposition un *appareil d'induction* et une *source de courant continu* ; une grande électrode indifférente est placée dans le dos, par exemple, imbibée d'eau ; une électrode tampon, petite, montée sur un manche bien en main et complètement imprégnée d'eau salée, servira à l'exploration sur des points bien déterminés des nerfs et des muscles où l'excitation se fait le mieux et a son minimum d'effet (*points moteurs* désignés pour les différentes parties du corps et que rappellent à la mémoire de l'expérimentateur des planches qu'il fera quelquefois bien de revoir au moment d'opérer) (1).

Les deux pôles de la bobine ou du courant continu seront reliés pour l'exploration faradique et galvanique à ces deux électrodes. A cause des polarités différentes à employer pour le continu, il est nécessaire d'avoir un interrupteur et aussi un renverseur de courant : mieux vaut encore une *clé de Courtade* (fig. 26), permettant à l'opé-

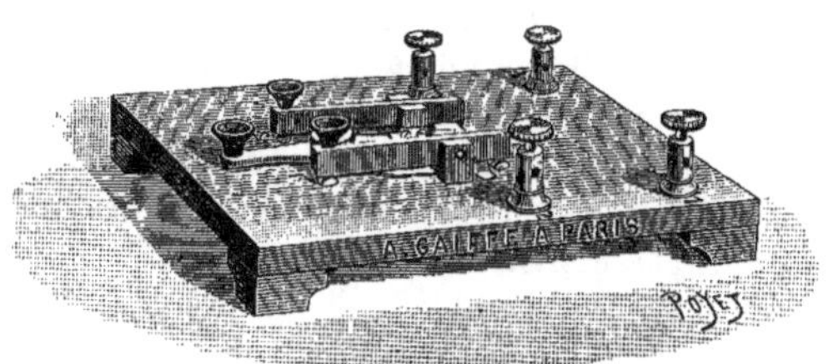

Fig. 26. — Clé de Courtade.

rateur de faire facilement, de la main restée libre, à la fois l'interruption et le renversement.

Le malade étant dans une position où le membre du muscle à examiner soit bien éclairé, dans la résolution, commodément placé, on commence par l'exploration faradique et on cherche sur le membre sain correspondant, au point moteur des muscles et des nerfs à examiner, quel est le degré d'engainement des bobines nécessaire et suffisant pour obtenir la secousse la plus faible possible (*seuil de l'excitation*). On fait ensuite la même recherche sur le côté malade et on voit ainsi s'il faut plus ou moins d'engainement que du côté sain, ce qu'on exprime par : excitation faradique diminuée ou augmentée du côté malade. De même pour le courant galvanique : on voit si l'excitabilité est diminuée ou augmentée par rapport au côté sain et si la secousse de fermeture négative se produit avant la secousse de fermeture positive : poussant plus loin, on cherche la secousse d'ouverture positive ; quant à celle d'ouverture négative, il est inutile et douloureux d'y arriver.

Si tout se passe comme du côté sain, on dit que les *réactions* sont *normales* ; si elles sont *anormales*, elles sont soit *quantitatives* (diminu-

(1) M. Bergonié a présenté au Congrès de Lille (1909) une représentation nouvelle, ingénieuse et exacte des points moteurs, indiqués sur une statue en bois demi-nature, par des couleurs différentes suivant les territoires nerveux.

tion ou augmentation de l'excitabilité) soit quantitatives et *qualitatives*, c'est-à-dire qu'il peut y avoir inversion ou non de la formule normale (NF > PF > PO > NO) et par exemple PF > NF, avec une modification de la forme de la secousse, ce qui constitue la **réaction de dégénérescence** (DR) qui comporte de plus l'abolition de l'excitabilité faradique des muscles et des nerfs, de l'excitabilité galvanique du nerf, l'augmentation ou la diminution de l'excitabilité galvanique du muscle. Si tous ces signes sont réunis, la réaction de dégénérescence est complète (DR *complète*) indiquant la dégénérescence wallérienne du nerf : la lésion atteint le neurone moteur périphérique depuis les cornes antérieures de la moelle. Elle est dite partielle (DR *partielle*) lorsqu'il y a diminution de l'excitabilité faradique des muscles et du nerf, diminution de l'excitabilité galvanique du nerf, diminution ou augmentation de l'excitabilité galvanique du muscle. Il y a aussi inversion de la formule normale et *secousse lente.* Ce dernier signe est pathognomonique et constant, caractéristique de la DR.

Celle-ci ne s'installe pas d'emblée ; elle est précédée dans son apparition par une phase d'hyperexcitabilité galvanique, puis elle parvient à la période d'état où elle reste définitivement lorsque le neurone est détruit, ou bien les lésions histologiques se réparent, la secousse perd ses caractères de lenteur, l'excitabilité faradique reparaît. Cette évolution régressive peut durer des mois ; elle permet cependant de prévoir la guérison, et la réapparition de la contractibilité volontaire survient bientôt.

Mais la DR complète ne comporte pas toujours un pronostic fatal au point de vue de la fonction (exemple : une névrite grippale avec DR offre un pronostic le plus souvent favorable). De même la DR partielle peut, dans certains cas (poliomyélites) faire porter un pronostic sévère. « Les indications pronostiques de la DR, toutes relatives, sont entièrement subordonnées à la nature, à la forme et aux conditions étiologiques même de l'affection dans laquelle on l'observe » (Zimmern).

Au point de vue du diagnostic, le siège de la lésion dans une paralysie motrice, la DR constatée, est sur le neurone moteur périphérique ; au point de vue pronostic, l'exploration des réactions a une importance que nous signalerons à propos des différentes paralysies que nous étudierons.

Pour le pronostic et le traitement, l'importance est comme nous le disions au début, *de savoir si muscle et nerf réagissent à l'excitation faradique* : sinon, on ne peut affirmer la guérison, et en aucun cas le traitement ne doit être la faradisation ; si l'*excitabilité faradique* est *diminuée*, il faut *commencer* par le *traitement galvanique* et n'arriver à la faradisation que lorsque le muscle réagira à ce courant. A la suite d'accidents articulaires, l'existence de la DR indique comme cause des troubles paralytiques une névrite traumatique alors que son absence ferait diagnostiquer une atrophie réflexe par inactivité fonctionnelle simple.

« L'électrisation constitue la base du traitement des affections paralytiques du système nerveux et altérations trophiques des muscles.... Tout muscle, privé de la contractibilité volontaire, se trouve, par le fait même de son inertie fonctionnelle, exposé à l'atrophie, atrophie simple, indépendante des lésions dégénératives dont il peut être le siège » (Zimmern). L'action plus particulière du pôle négatif sur les territoires paralysés ou atrophiés est donc le traitement de choix.

Paralysie faciale. — Dans la paralysie faciale *a frigore*, Erb distingue trois formes : légère, sans modification des réactions ; moyenne, avec DR partielle ; grave, avec DR complète. La première guérit en trois semaines au plus ; la seconde en trois ou six mois ; la troisième ne guérit pas ou, si elle guérit, ce n'est jamais complètement. Ce qu'il faut savoir, c'est que la DR ne s'installe que vers le quatorzième jour, aussi ne faut-il jamais, avant la fin du deuxième septénaire, porter un pronostic. Le médecin ne doit donc commencer aucun traitement les premiers jours et se contenter de prolonger un peu les explorations de l'électrodiagnostic. Après le quatorzième jour, dans les formes légères on fait de la faradisation par ondes espacées : électrode indifférente à la nuque, petite électrode maintenue successivement une minute sur chacun des différents points moteurs, sans dépasser l'intensité convenable à la production de la secousse minima. Séances tous les deux jours. Dans les autres formes, on s'en tiendra à la galvanisation, soit à l'état permanent, soit par des chocs de fermetures négatives et positives alternativement (positives s'il y a inversion de la formule). Intensité minima pour avoir une contraction. Séances de quinze minutes ; deux ou trois par semaine. Si la contracture survient, il faut arrêter le traitement.

Paralysie radiale a frigore. — L'excitabilité est conservée habituellement, sauf de la diminution de l'excitabilité faradique des muscles qui existe parfois. Dans la **paralysie saturnine** au contraire, la DR complète est la règle, de même que dans les paralysies radiales par compression (suite de traumatisme).

Dans la paralysie sans DR, séances fréquemment répétées de faradisation rythmée pendant un quart d'heure ou plus ; dans les formes avec DR, le traitement galvanique est seul possible : on fera usage comme électrode de bains de cellules reliés au pôle négatif, l'électrode indifférente étant placée dans le dos. La séance (trois par semaine) doit être courte au début (dix à quinze minutes), l'intensité portée à 25 mA environ ; puis on fera des excitations de fermeture négative et positive sur les muscles paralysés.

On agit de même dans les **paralysies radiculaires du plexus brachial** et les principes que nous avons indiqués, faire agir le courant continu seulement à l'état permanent, puis par excitations de fermeture tant que les muscles ne réagissent pas au courant faradique, s'appliquent à toutes les paralysies périphériques.

Dans les **polynévrites toxiques et infectieuses**, l'électricité doit combattre au début les phénomènes douloureux par l'action sédative bien connue du pôle positif d'un courant continu, dans un bain de membre. Séances tous les deux jours, de vingt minutes. Lorsque les douleurs ont disparu, à la période d'état, on fait de la galvanisation comme précédemment, mais avec le pôle négatif, toujours indiqué dans les cas de paralysie et d'atrophie musculaire, suivie de secousses de fermeture : en tout vingt minutes. On peut aussi faire cinq minutes de courant ondulatoire de faible intensité : 2 à 4 mA. Le traitement doit ordinairement être poursuivi assez longtemps, souvent durant des mois.

Dans la **paralysie diphtérique** du voile du palais, où la contractilité faradique est en général conservée, on fait de la faradisation des muscles du voile (avec une électrode indifférente à la nuque) ; lorsqu'il y a DR, on se borne à des secousses galvaniques de fermeture. Les séances sont de cinq minutes, tous les jours.

L'atrophie musculaire, les troubles circulatoires, les œdèmes au cours de **l'hémiplégie** par hémorragie cérébrale peuvent être traités comme les autres paralysies par le courant continu et par l'excitation faradique, dans le bain à cellules, suivant la technique que nous avons indiquée pour les autres paralysies. L'amélioration ne se produit pas toujours, mais le traitement doit être tenté et certains mouvements peuvent redevenir possibles, dans une certaine mesure.

Paralysie infantile. — Ici encore il ne faut pas se prononcer sur le pronostic avant la fin de la deuxième semaine à partir de l'apparition de la paralysie. A ce moment seulement on peut dire, s'il n'y a pas DR, qu'elle sera à peu près complètement curable : dans le cas contraire, un traitement, toujours très long, ne pourra lutter que plus ou moins efficacement contre les déformations, conséquences de la paralysie et de l'atrophie musculaire, et réveiller la nutrition de tout le membre frappé à la fois dans l'activité fonctionnelle de tous ses tissus constituants. Aussi est-il bon de commencer le traitement le plus tôt possible, quel que soit l'âge.

Dans les cas peu graves, mais rares, où les réactions faradiques sont conservées, faire des secousses isolées, quotidiennement. Dans les cas ordinaires : grande électrode au niveau du dos, bain de jambe négatif pour le membre paralysé. Séance de dix minutes de courant continu de faible intensité, en rapport avec la susceptibilité de l'enfant; les dix minutes suivantes quelques secousses de fermeture (avec le moins d'intensité possible), faites avec l'électrode en bouton sur les points moteurs des muscles malades (on emploie le pôle positif s'il y a inversion de la formule, comme toujours). On aura aussi recours au *courant ondulatoire* comme adjuvant du continu et au *courant ondulé* par l'onduleur de Bordet, pendant cinq minutes, avec de faibles intensités, au seuil de l'excitation ; séances d'abord quotidiennes puis trois fois par semaine.

Le traitement de la paralysie infantile est extrêmement long : des mois ou des années. L'électricité ne doit être abandonné que lorsque depuis longtemps l'amélioration ne progresse plus, et la patience du malade et du médecin doit être tenace : il faut en effet, tenter quelque chose et toujours, même lorsqu'il s'agit de cas datant de plusieurs années.

En dehors des atrophies musculaires liées aux différentes affections que nous venons de passer en revue, le médecin électricien est appelé à lutter contre les **atrophies musculaires réflexes**, résultant de l'immobilisation prolongée d'un membre à l'occasion d'une opération, d'une fracture, d'une arthrite de l'articulation voisine.

Ces atrophies là, rarement accompagnées de modifications de l'excitabilité faradique (dont l'examen, au début, fera pronostiquer la nécessité d'un traitement plus ou moins prolongé), seront le plus souvent bien guéries par le courant continu et le courant faradique : les avis diffèrent quant à la préférence à accorder à l'un ou à l'autre.

Le mieux est, surtout s'il y a diminution de l'excitabilité faradique, de débuter par une période de courant continu. Si on a affaire, par exemple, à une atrophie du quadriceps crural suite d'ankylose du genou (qu'on traitera en même temps comme nous l'avons vu, par les cathodes salées) ou de fracture de la rotule consolidée, on fera plonger l'un ou l'autre pied dans un bain relié au pôle positif appliquant sur la face antérieure du quadriceps une large électrode reliée au pôle négatif : on pousse jusqu'à 20, 30 ou 40 mA pendant vingt ou trente minutes, puis on fait suivre le continu de quelques minutes de courant ondulatoire, dans le même sens. La marche sera recommandée, sans arriver à la fatigue. Séances trois fois par semaine. Quelques jours après, on fera également, à la fin de la séance, deux minutes de contractions légères, les mêmes électrodes restant en place, au moyen du courant continu, ou mieux du courant ondulatoire ondulé par l'ondulateur de Bordet, avec l'intensité suffisante pour donner seulement une secousse légère ; dans la suite, le courant ondulé pourra prendre une plus grande partie de la séance, mais le rhéostat de vitesse sera toujours à son minimum, pour espacer les contractions qui sont ainsi plus complètes et ne fatiguent pas le muscle.

La faradisation, que certains appliquent par ondes rythmées, est avantageusement remplacée par ces courants ; on fera seulement quelques applications faradiques, de temps en temps, au point de vue diagnostic, pour apprécier le retour à l'état normal de la contractilité.

TROISIÈME PARTIE

AUTRES COURANTS

CHAPITRE PREMIER

COURANTS INTERMITTENTS DE BASSE TENSION (COURANTS LEDUC)

Le courant de Leduc, du nom du savant professeur de Nantes, qui l'inventa et en fit les premières applications, est un courant de basse tension, interrompu par un interrupteur permettant de modifier à volonté le nombre des interruptions et le temps de passage du courant.

L'interrupteur (fig. 27) est une modification du type Contremoulins-Gaiffe, dont notre figure représente le dernier modèle, où le nombre d'interruptions se lit sur le cadran-compteur, et où le réglage du temps pendant lequel passe le courant à chaque interruption se fait automatiquement en faisant mouvoir une aiguille sur une échelle graduée par centièmes de période.

Cet appareil a permis à Leduc d'endormir des animaux et de provoquer chez eux des accès épileptiformes. Une seule fois il a été appliqué à l'**anesthésie générale** de l'homme, sur le professeur Leduc lui-même, le 22 novembre 1902.

D'après le procès-verbal de l'expérience publiée par M. Leduc : une grande électrode imbibée de NaCl était placée sur le front (cathode), une anode étant sur les reins. Le courant passant cent fois par seconde, pendant un dixième de période fut établi graduellement. Sensation pénible mais supportable, disparaissant vite ; face rouge, contractions légères des muscles du visage, du cou, de l'avant-bras ; puis fourmillement des doigts, des mains, puis des orteils et des pieds.

L'inhibition atteignit d'abord les centres du langage, puis les centres moteurs furent complètement inhibés. Les muscles étaient presque dans une complète résolution, sans impression douloureuse, le pouls normal, la respiration un peu gênée. M. Leduc, au maximum, entendait comme dans un rêve ce qui se disait autour de lui, sentait les piqûres, les pincements, mais d'une façon très émoussée, dans l'impossibilité

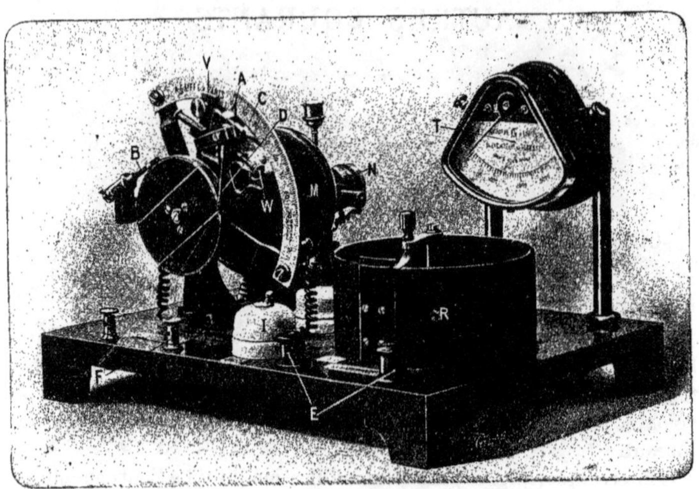

Fig. 27. — Interrupteur de Leduc (Gaiffe).

absolue de se mouvoir, de réagir. A deux reprises on recommença, mais les opérateurs arrêtèrent l'expérience croyant l'inhibition complète. La force électromotrice fut élevée jusqu'à 35 volts : l'intensité dans le circuit interrompu à 4 mA. Réveil instantané. L'effet consécutif ne fut qu'une sensation de mieux-être.

D'autres applications des courants de Leduc sont à l'étude, sans qu'il soit encore possible de donner d'indications précises ni de résultats définitifs, principalement pour la cure de l'obésité localisée surtout aux hanches. Les résultats que nous avons obtenus sont plus qu'encourageants. La fréquence *optima* est de 100 interruptions par seconde, le courant passant pour chacune d'elles un dixième du temps.

Chapitre II

COURANTS ONDULATOIRES

Le courant ondulatoire, dû aux recherches de d'Arsonval, est un courant toujours dirigé dans le même sens, mais dont l'intensité, à chacune de ses périodes, de vitesse variable, part du zéro pour atteindre par une courbe régulière un maximum qu'on lit sur le galvanomètre, et diminuer ensuite pour revenir au zéro. Il joint aux propriétés d'action électrolytique et cataphorétique du courant continu, celles d'un courant variable.

Le moteur (fig. 28) relié aux tableaux d'utilisation que construit

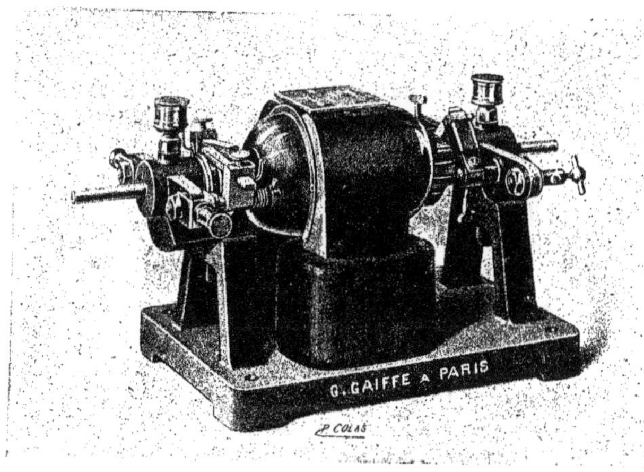

Fig. 28. — Moteur transformateur (Gaiffe).

la maison Gaiffe, permet la transformation en courant ondulatoire du continu fourni par un secteur.

Apostoli, qui avait bien étudié le courant ondulatoire dans ses applications à la gynécologie, lui reconnaissait différentes propriétés parmi lesquelles :

1° Action analgésique amenant la diminution, puis la disparition des phénomènes douloureux (douleurs intermenstruelles ou dysmenorrhée proprement dite) ;

2° Action sur les écoulements leucorrhéiques ;

3° Dans les hémorragies ;

4° Contre la constipation ;

5° Comme aidant à la résorption des exsudats (action décongestionnante) dans les lésions périutérines congestives et exsudatives non suppurées.

Nous avons remarqué que l'aiguille du galvanomètre, lorsqu'on applique le courant ondulatoire, indique (comme on peut le prévoir, d'après le graphique représentant la courbe de ce courant) à un certain moment les fréquences de moitié égales à celles du courant continu qu'on obtient avec un même voltage et que ce moment correspond à 45 périodes environ par seconde. Au-dessous de cette fréquence l'aiguille indique plus de la moitié (à 30 périodes, les deux tiers) ; au-dessus, il marque moins. Ceci explique que nous employions plus volontiers une fréquence peu élevée pour obtenir le maximum d'effets.

Le pôle négatif est plus actif que le positif lorsqu'il s'agit, comme c'est le plus souvent le cas, de lutter contre l'atrophie musculaire. Cela vient de ce qu'aux basses intensités que nous employons, la secousse de la fermeture négative se produit seule.

Ce courant, peu étudié jusqu'à présent, mériterait de l'être plus complètement : il nous a été un utile adjuvant au courant continu dans des cures d'**atrophies musculaires.**

Le malade est disposé dans un bain de cellules, ayant un membre relié au pôle positif et une grande électrode sur la région où il faut agir, reliée au pôle négatif. Le rhéostat commandant la vitesse du moteur transformateur dans les tableaux à combinaisons multiples que nous fournissent les constructeurs est manié de façon à obtenir des ondes longues afin d'avoir le maximum d'effet, et l'intensité graduellement élevée jusqu'à ce que le malade ressente des secousses du côté négatif ; mais le courant ne doit pas être douloureux, et il est même assez agréable. L'intensité à employer varie en général peu : autour de 5 mA environ pour une électrode de 100 centimètres carrés au plus. Ce traitement vient se surajouter à l'action du courant continu par lequel on commence les séances, et pourra être amélioré encore, si on le fait passer par l'onduleur de Bordet. On a ainsi une forme de courant dont les indications deviendront tout à fait précises lorsqu'il aura été plus étudié.

Toutes les fois qu'on fait usage du bain à cellules pour l'application générale du courant continu comme nous l'avons vu au début de l'étude de ce courant, on pourra utilement parachever son œuvre en faisant dans le même sens cinq minutes de courant ondulatoire avec une fréquence de 30 à 35 périodes par seconde et une intensité de 4 à 8 mA. C'est ainsi que nous l'employons dans les cures destinées à combattre la *fatigue*, le *surmenage*, l'*insomnie*, l'*obésité*, l'*essoufflement*, ainsi que lorsqu'il s'agit de décongestionner une région de l'organisme (*troubles circulatoires*).

Chapitre III

COURANTS SINUSOÏDAUX

A) **Instrumentation.** — Les machines magnétos ordinaires sans commutateurs donnent des courants alternatifs de forme quelconque. Sur les indications de M. d'Arsonval, M. Gaiffe a construit des magnétos dans lesquelles la forme des inducteurs était déterminée pour donner aux courants alternatifs induits une forme sinusoïdale exacte.

La figure 29 représente l'appareil le plus simple de ce genre ; il se compose de quatre bobines fixes B et d'un aimant circulaire tournant NN entraîné au moyen d'une corde passant sur une poulie que l'on aperçoit sur le devant de la gravure ; le tout est enfermé dans une boîte de dimension restreinte. La commande de la corde d'entraînement de l'aimant permanent peut se faire, soit par un moteur quelconque, soit à la main à l'aide d'une manivelle et d'une grande poulie à gorge.

M. Gaiffe construit également d'autres appareils dans lesquels l'aimant permanent est remplacé par un électro-aimant que l'on alimente, suivant les cas, par des piles, des accumulateurs ou le courant continu à 110 volts d'une station centrale d'éclairage ; on peut, dans ce cas, faire varier le voltage des courants induits, soit en agissant, comme dans le cas précédent, sur la vitesse de rotation, soit en modifiant la puissance de l'électro-aimant inducteur ; la vitesse de rotation est d'ailleurs donnée par un tachymètre dépendant de l'appareil, ce qui permet de déterminer la forme de la courbe et le nombre d'alternances du courant. La figure 30 représente un appareil de ce genre, directement commandé par un moteur électrique recevant le

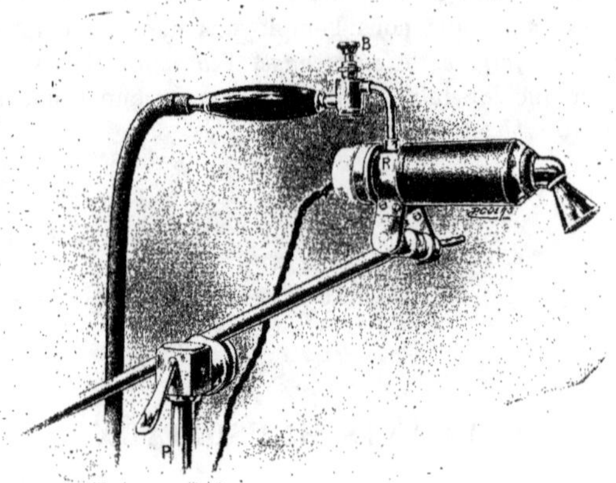

Fig. 29. — Magnéto à courants sinusoïdaux de M. Gaiffe.

courant continu qui l'actionne par les balais F, F′ frottant sur son collecteur C ; les courants alternatifs sinusoïdaux produits sont recueillis sur les bagues *a*, *a′* par les balais R, R′ ; enfin, le tachymètre T indique constamment la vitesse de rotation de l'appareil.

Cet appareil n'est naturellement plus une machine magnéto-électrique, l'aimant permanent y ayant été remplacé par un électro-aimant, c'est donc une machine dynamo-électrique ; de plus, par suite de sa commande directe par électromoteur, son véritable nom serait : transformateur rotatif de courants continus en courants alternatifs sinusoïdaux.

La figure 28 représente le modèle de moteur construit par la maison Gaiffe absolument comme les moteurs industriels, avec pièces interchangeables, balais en charbon. Cette commutatrice peut fonctionner sur courant continu de 110 à 220 volts : dans le premier cas, elle transforme le courant continu en courant alternatif sinusoïdal sous 78 volts et en courant ondulatoire sous 50 volts.

B) **Applications.** — Introduit par Smith et Hornung, l'emploi des courants alternatifs en bains produirait, d'après Büdingen et Geissler, une diminution de la matité précordiale, une régularisation des battements du cœur ; la fréquence du pouls diminue, les œdèmes dispa-

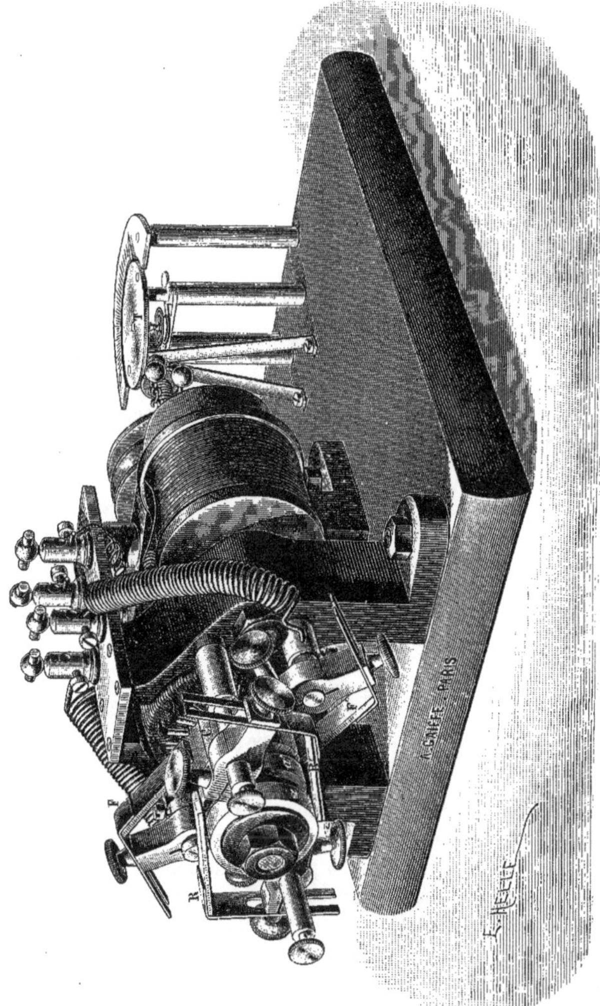

Fig 30. — Transformateur rotatif de courants continus en courants sinusoïdaux de M. Gaiffe.

raissent et le malade accuse du bien-être par suite de la cessation de la dyspnée et des palpitations : le sommeil et l'appétit s'améliorent. Le *cœur faible* dans l'*artériosclérose* avancée est une *contre-indication* à leur emploi, qui ne donne du reste des résultats que lorsque le cœur conserve assez de force pour fournir le travail supplémentaire qu'ils occasionnent.

D'après Eck, les courants sinusoïdaux font contracter le cœur plus fortement ; la dilatation diminue, le pouls devient plus ample, la pression sanguine s'élève, l'oppression cesse. Séances de dix minutes, quotidiennes puis de plus en plus espacées.

Albert Weil et Mougeot l'emploient dans le traitement des **hypotensions** *sine materia* ou sans lésions cardiaques, et chez les **mitraux** dont le myocarde est encore résistant.

Lossen, de Darmstadt, vante son action dans les cas d'**insuffisance** du **muscle cardiaque** des buveurs de bière et des alcooliques, aux cœurs surmenés (surmenage musculaire ou nerveux).

Nous administrons dans ces cas le courant sinusoïdal associé au courant continu, dans des bains à cellules, avec des périodes rapides, (courant ascendant, ou bien d'un bras à l'autre) ; séances deux fois par semaine de deux à cinq minutes (pour le sinusoïdal seulement), et 2 à 5 mA.

Chapitre IV

COURANTS ONDULÉS

L'idée d'onduler les courants, c'est-à-dire de faire croître lentement l'intensité jusqu'à un maximum qu'on désire atteindre, puis la ramener de même lentement au zéro pour recommencer une seconde ondulation, est venue à différents auteurs qui désiraient obtenir des muscles à traiter une contraction se rapprochant davantage de la contraction normale volontaire que celle que produit une secousse brusque, instantanée. Plusieurs appareils ont été employés à cet effet, depuis celui de Bergonié (1893) ; le plus récent est celui de Bordet, qui date de 1908.

Cet appareil (fig. 31) permet d'onduler les courants continu, faradique, galvano-faradique, ondulatoire et sinusoïdal, et, à volonté, de

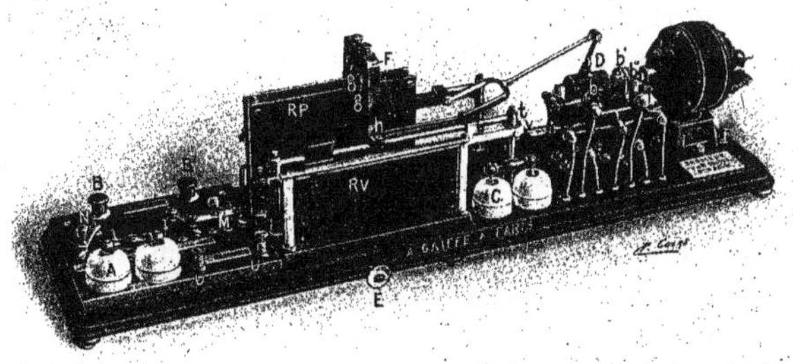

Fig. 31. — Onduleur de Bordet (Gaiffe).

varier le temps de passage au zéro, de renverser au maximum ou au zéro, interrompre au maximum et au minimum.

On commence, avec juste raison, à l'employer comme complément de l'action du courant continu simple dans la cure des **atrophies musculaires.**

Le malade a un membre dans un bain où plonge l'anode, la cathode étant sur le muscle ou le groupe musculaire à traiter, sous forme d'électrode ou de bain-électrode quand c'est possible. L'onduleur est mis en rapport avec la source du courant à appliquer (continu ou ondulatoire surtout), et de ses bornes de sortie les fils viennent aboutir aux électrodes. L'intensité est progressivement amenée à un degré facilement supportable, 10 à 30 mA pour le continu, 5 à 10 pour l'ondulatoire, et on suit sur le galvanomètre la marche des ondulations ; on constate au niveau du membre malade une contraction lente, régulière, ressemblant à la contraction musculaire physiologique (sauf si on pratique des interruptions ou des chocs comme c'est possible avec l'appareil) et le traitement n'est nullement douloureux, il est même agréable. Nous faisons des séances courtes : cinq minutes au plus.

Lorsqu'on ondule du courant de Leduc, on obtient une tétanisation musculaire ressemblant à celle du courant faradique ; on abandonnera probablement bientôt ce dernier mode de traitement pour lui substituer le « Leduc » ondulé.

Bordet préconise cependant la faradisation ondulée quand il n'y a pas ou qu'il y a peu de diminution de l'excitabilité faradique ; alors il fait des interruptions au maximum pour prolonger le temps de repos, et réserve la galvanisation pour les cas avec réaction de dégénérescence.

La maison Gaiffe a construit, sur les indications des Drs Zimmern et Turchini deux modèles d'onduleur faradique : le premier est transportable, le second est un appareil dit de tableau.

Dans ces deux modèles la bobine induite est fixe ; elle est roulée en couches superposées, chacune des couches aboutissent à un collecteur; sur ces collecteurs frotte un balai entraîné par un mouvement d'horlogerie. Le réglage de l'intensité se fait par déplacement de l'inducteur. Avec ces deux appareils les contractions obtenues sont absolument physiologiques.

Chapitre V

COURANTS STATIQUES

La plus ancienne des modalités électriques mise au service de la thérapeutique, l'électricité statique déjà employée au XVIIIe siècle, trouve son indication dans quelques cas.

A) **Instrumentation.** — Des nombreux modèles de machines électrostatiques, qui ont été créées depuis l'ancienne machine de Ramsden et que l'on rencontre encore dans les laboratoires de physique, les machines de Carré et de Wimshurst sont à peu près les seules employées actuellement en électrothérapie ; nous nous contenterons de décrire les modèles les plus récents de ces machines et principalement les nouvelles machines genre Wimshurst sans secteurs.

Machine de Wimshurst. — La machine de Wimshurst est formée de deux plateaux en ébonite ou en verre placés à quelques millimètres l'un de l'autre et tournant en sens inverse ; ces plateaux sont garnis de petites lamelles d'étain collées sur leur face extérieure ; deux tiges de laiton placées à angle droit de chaque côté de la machine portent chacune à leurs extrémités deux petits balais qui s'appuient sur les plateaux au niveau des secteurs métalliques. La machine est complétée par les roues et cordes motrices, les peignes, les condenseurs et les conducteurs que l'on rencontre dans toutes les machines électrostatiques.

La figure 32 représente un modèle de machine Wimshurst muni de

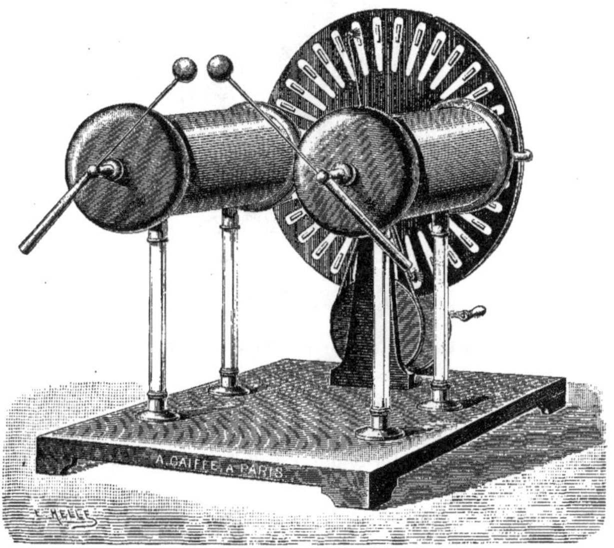

Fig. 32. — Machine statique de Wimshurst (modèle Gaiffe).

capacités électriques en forme de gros cylindres et construit par M. Gaiffe.

Machines de Wimshurst sans secteurs. — La machine électrostatique de M. Bonetti est une heureuse modification de la machine Wimshurst, modification qui consiste simplement dans la suppression des secteurs métalliques et l'augmentation du nombre des balais frotteurs comme le montre clairement notre gravure 33.

Sur les plateaux isolants, entièrement dépourvus de secteurs, frotte une série de balais, supportés comme dans le cas précédent par deux tiges de laiton placées à angle droit de chaque côté de la machine, et disposés de façon à embrasser presque toute la surface des disques ; de telle sorte que la partie électrisée qui, dans les machines ordinaires, se

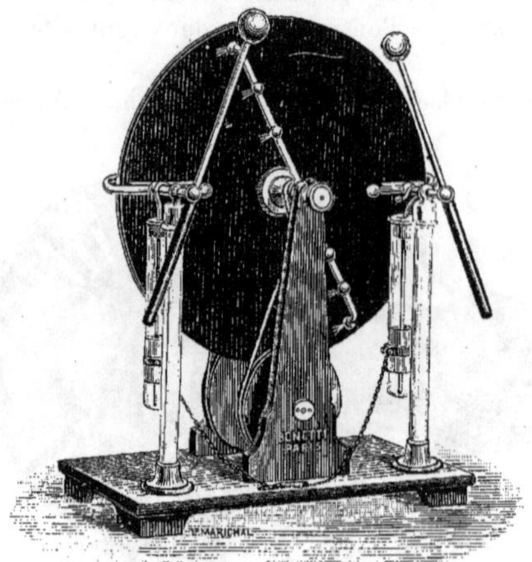

Fig. 33. — Machine statique de M. Bonetti.

trouve limitée aux abords des lamelles métalliques, se trouve répartie avec cette nouvelle disposition sur toute la surface des plateaux, ce qui a pour résultat d'augmenter le débit et la tension de la machine.

La machine ainsi construite n'est plus auto-excitatrice comme la machine de Wimshurst, mais il suffit pour l'amorcer de poser un instant le doigt au sommet de l'un des disques comme l'indique la figure 34 ; toutefois si le doigt n'est pas bien sec, il est nécessaire de l'enduire d'or mussif (bisulfure d'étain). Pour remédier à ce petit inconvénient, M. Bonetti construit d'ailleurs un modèle mixte (fig. 35) portant une rangée de petits secteurs qui ne sont en contact qu'avec une seule des trois paires de balais ; dans les machines à quatre plateaux deux peuvent être garnis de cette manière les deux autres restant nus ; de cette façon la

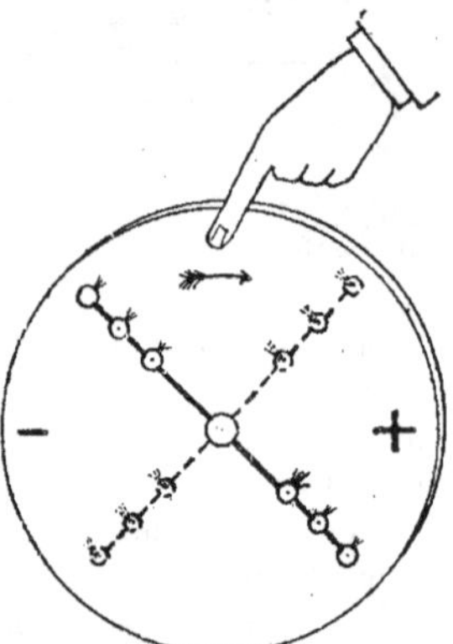

Fig. 34. — Amorçage de la machine sans secteur.

machine s'amorce d'elle-même et débite presque autant qu'avec des plateaux nus, mais elle perd en revanche une propriété importante de la machine sans secteur : l'inversibilité des pôles.

Un des caractères principaux de la machine sans secteur est, en effet, la fixité des pôles et la faculté de les obtenir du côté voulu; avec elle, le pôle positif va toujours se placer sur le peigne correspondant au sens de la rotation du plateau amorcé et s'y maintient jusqu'au moment où l'on amorce la machine en sens inverse; mais dès que l'on pose le doigt sur le plateau opposé, les pôles sont instantanément inversés. La machine est donc à la fois et à volonté inversible et ininversible : ininversible puisque l'on peut maintenir la position des pôles aussi longtemps qu'on le désire et inversible puisqu'il suffit de changer la position du doigt pour inverser immédiatement les pôles. Cette importante propriété peut être d'une grande utilité en électrothérapie où il est souvent nécessaire de donner un sens déterminé au courant électrique.

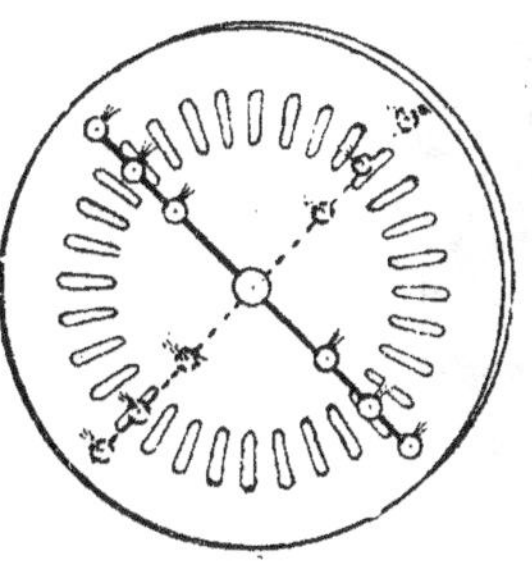

Fig. 35.
Modèle mixte à petits secteurs.

Une propriété non moins importante de la machine Bonetti réside dans la facilité du réglage de la puissance ; ordinairement ce réglage ne peut s'obtenir qu'en faisant varier la vitesse des plateaux, mais quand cette vitesse devient trop faible, l'appareil se désamorce ; avec la machine à balais multiples, il suffit, au contraire, de déplacer ces balais, qui peuvent glisser sur les tiges de laiton qui les supportent, pour faire varier le débit dans des limites assez étendues sans avoir à craindre le désamorçage de l'appareil ; en éloignant les balais les uns des autres, on étend la surface active des disques et on augmente, par suite, la quantité d'électricité produite, en les rapprochant on diminue, au contraire, la surface utile et conséquemment le débit de la machine. Au point de vue médical cette propriété est non moins intéressante que la précédente.

Enfin, l'entretien de l'appareil est facilité par la suppression des secteurs métalliques qui étaient une cause de fragilité, pouvaient se déchirer et contribuaient par leur frottement continuel à l'usure rapide des balais.

Les plateaux de la machine que représente la figure 33, sont actionnés par deux cordes passant, d'une part, sur deux grandes poulies à gorge calées sur un arbre muni d'une manivelle et, d'autre part, sur deux petites poulies solidaires des plateaux ; l'une des cordes est droite, l'autre est croisée de manière à obtenir la rotation en sens inverse des plateaux. La figure 36 représente un modèle analogue

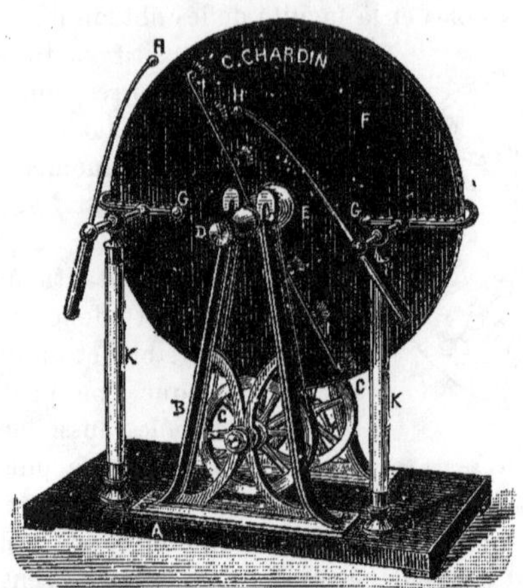

Fig. 36. — Machine Wimshurst (modèle Chardin).

construit par M. Chardin, et comportant d'importants perfectionne-

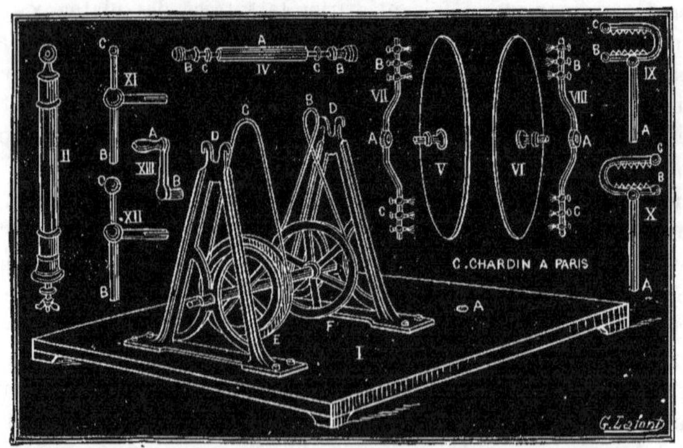

Fig. 37. — Organes divers de la machine Wimshurst (Modèle Chardin).

ments mécaniques ; le bâti et les grandes roues à gorge sont en fonte et l'ensemble de la machine est facilement démontable, comme l'indique clairement la figure 37.

Notre gravure 38 représente une machine de même système égale-

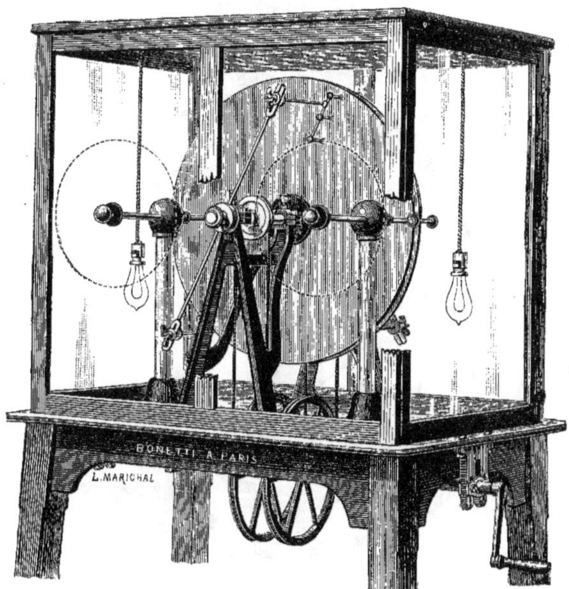

Fig. 38. — Machine statique de M. Bonetti.

ment perfectionnée au point de vue mécanique ; elle peut sans inconvénient fonctionner continuellement toute la journée. Le bâti est en fonte et les paliers munis de graisseurs, une seule corde provoque l'entraînement en sens inverse des plateaux et cette corde n'est croisée en aucun endroit, ce qui évite la poussière produite par le frottement des deux brins de corde l'un contre l'autre ; cette corde est, en effet, entraînée par une des grandes poulies placées à la partie inférieure et actionnée par une manivelle, elle passe sur les deux petites poulies des plateaux puis revient sur l'autre grande roue qui est indépendante et tourne en sens inverse de la première ; un tendeur spécial permet de resserrer la corde et de la maintenir dans un état de tension convenable, ce qui a son importance au point de vue du bon fonctionnement de la machine. L'appareil est enfin monté sur une table et enfermé dans une cage vitrée qui le met à l'abri des poussières et des influences atmosphériques.

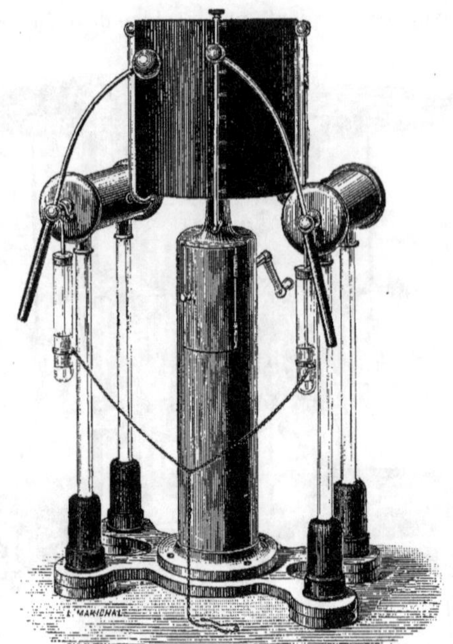

Fig. 39. — Machine électrostatique à cylindre de M. Bonetti.

La figure 39, représente encore une machine de système analogue mais de disposition entièrement différente et créée spécialement pour obtenir des effets excessivement puissants. Dans ce dernier modèle les plateaux sont remplacés par deux cylindres concentriques tournant en sens inverse ; cette disposition augmente considérablement la surface des parties actives puisque sous le même volume que la machine précédente, ce modèle débite deux fois et demie plus qu'elle. Les balais sont montés sur deux tiges verticales, l'une disposée à l'intérieur du cylindre intérieur et l'autre à l'extérieur du cylindre extérieur. La partie mécanique est très soignée, le bâti est entièrement métallique, les frottements sont à billes et la transmission s'effectue au moyen d'engrenages ; aussi malgré son énorme débit, cette machine n'exige qu'une dépense d'énergie de sept à huit kilogrammètres.

La figure 40 montre la même machine actionnée par un petit moteur mécanique de huit kilogrammètres et entourée de ses différents accessoires, entre autres l'excitomètre du Dr Debedat qui se trouve sur le devant de la gravure et permet de déterminer approximativement le débit de la machine par la mesure de la longueur des étincelles.

Le principal inconvénient des machines statiques est de nécessiter leur mise en mouvement, durant tout le temps de leur emploi, par la main d'un opérateur agissant sur une manivelle. Pour les expériences et les applications de longue durée cet entraînement fastidieux est bien peu pratique et a suffit pour en faire rejeter l'emploi par beaucoup.

On peut toutefois y remédier très facilement en utilisant, pour la commande des plateaux des machines statiques, une petite machine motrice quelconque, principalement un moteur électrique ; surtout lorsqu'on dispose du courant d'un secteur électrique cette installation est extrêmement commode.

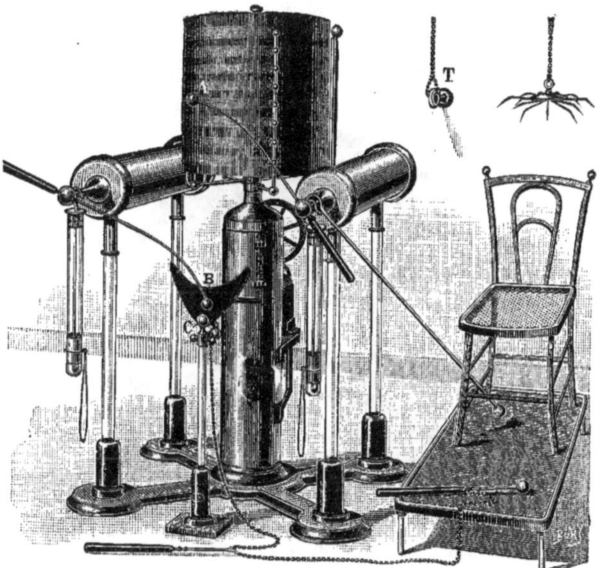

Fig. 40. — Machine à cylindre concentrique de M. Bonetti, actionnée par un Moteur de 8 kilogrammètres.

Quoique donnant pratiquement de bons résultats cette disposition et toutes les dispositions analogues sont irrationnelles parce que l'on cherche à utiliser dans leur réalisation les machines statiques telles qu'elles sont actuellement construites en vue d'une mise en marche à l'aide d'une manivelle actionnée par la main.

Prenons comme exemple une machine de Wimshurst dont les plateaux doivent, pour obtenir un bon rendement, tourner très rapidement ; comme la rotation de l'arbre de la manivelle, actionnée par la main, ne peut être que relativement lente, il est indispensable de multiplier cette vitesse dans la commande par corde des arbres des plateaux, résultat obtenu par la différence de diamètre des roues de commande. Par contre, comme la vitesse de rotation des moteurs électriques est forcément très considérable, cette vitesse doit être diminuée dans la commande de l'arbre de la manivelle. De telle sorte que l'on arrive à cette combinaison illogique et désastreuse au point de vue mécanique : commander un arbre par un autre devant tourner à une vitesse relativement semblable par une série d'arbres intermédiaires et de renvois de mouvements qui diminuent d'abord la vitesse pour l'augmenter ensuite. Il en résulte une complication nuisible, une grande quantité de paliers à graisser, de nombreuses cordes dont il faut régler la tension et en fin de compte une dépense d'énergie motrice considérablement augmentée.

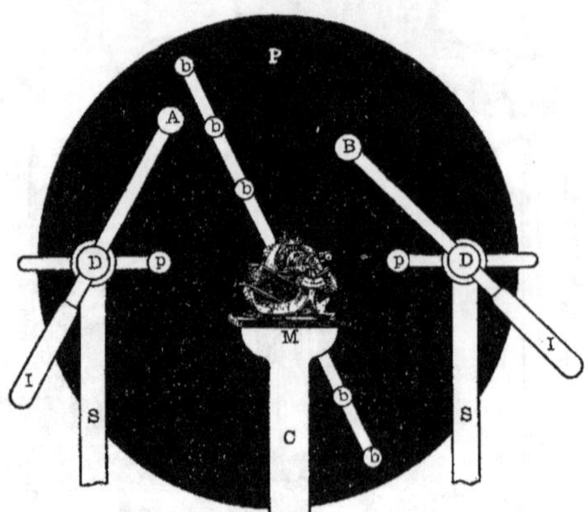

Fig. 41. — Machine électrostatique à commande directe des plateaux par électromoteurs dispositif de M. J.-L. Breton.

Le seul moyen d'y remédier est de créer des dispositions nouvelles spécialement adaptées à la commande mécanique ; on pourrait, par exemple, commander directement par cordes les arbres des plateaux en plaçant sur les deux extrémités de l'arbre du moteur deux poulies dont l'une actionnerait l'un des plateaux par une corde droite et l'autre le second plateau par une corde croisée de manière à obtenir la marche en sens inverse.

Mais l'un de nous a imaginé une autre disposition qui nous semble encore bien préférable et qui consiste à employer deux petits électromoteurs tournant en sens inverse et entraînant chacun un des plateaux directement calé sur son axe ; notre figure 41 représente cette disposition, le plateau P est directement fixé sur l'extrémité de l'arbre du moteur M lui-même supporté par une colonne C ; l'autre plateau, non visible sur la figure, est également fixé sur l'extrémité de l'axe d'un second moteur identique au premier ; l'ensemble est, en somme, composé de deux moteurs portant à l'extrémité de leur arbre, en place de la poulie qui s'y trouve ordinairement fixée, un plateau en ébonite ou en verre et disposés sur deux colonnettes de manière que les plateaux tournant en sens inverse se trouvent placés parallèlement à quelques millimètres de distance l'un de l'autre. Quant aux autres parties de la machine, elles sont disposées d'une façon identique à celles des machines Bonetti, décrites plus haut ; en *b*, *b*, *b*, se trouvent les balais de frottement supportés par une tige fixée à la colonne C ; en *p*, *p* sont les peignes en forme d'U supportés par les supports isolants S, S lesquels portent également les deux branches D, D de l'excitateur entre les boules A, B, duquel jaillissent les décharges ; ces branches sont munies de deux poignées isolantes I, I qui permettent de faire varier à volonté l'écartement des sphères A, B, et par suite, la longueur des étincelles. Avec cette disposition, tous les arbres intermédiaires et toutes les cordes ou courroies de transmission se trouvent supprimés et les plateaux tournent très rapidement ce qui augmente le rendement de la machine ; par contre, le prix d'achat se trouve quelque peu augmenté et la machine ne peut fonctionner qu'au moteur, aucun dispositif ne permettant la mise en marche à la main.

Avec la commande par moteur électrique les machines statiques deviennent d'une commodité d'emploi exceptionnelle, puisqu'il suffit de manœuvrer une manette pour mettre en marche l'appareil et le faire fonctionner pendant un temps indéterminé.

B) **Applications médicales.** — On applique l'électricité statique sous forme de bain statique, de souffle, d'étincelle et de friction.

Dans le *bain statique*, le malade est assis sur une chaise placée sur un tabouret isolé par les pieds de verre, en communication par un conducteur métallique avec l'un des pôles de la machine statique.

Celle-ci mise en marche, il se trouve placé dans un champ électrostatique, chargé d'électricité qui s'échappe de tout son corps, lui donnant l'impression qu'il est entouré « comme d'une toile d'araignée ».

Dans le *souffle statique* même dispositif ; mais on approche du malade des pointes multiples montées sur un disque en communication soit avec le sol, soit avec l'autre pôle de la machine en mouvement, et le malade a, sur les parties du corps qui approchent les pointes, la sensation d'un souffle ; dans la demi-obscurité apparaissent entre les pointes et le sujet les traînées lumineuses, qu'on appelle *l'effluve statique* ; sur la tête c'est la *douche statique*.

Si c'est une boule qu'on approche du malade au moyen d'un manche isolant, il se produit une *étincelle* entre la boule et lui. La boule promenée sur le malade : *friction*.

Le bain statique passe pour activer les échanges et favoriser l'élimination des produits de désassimilation : aussi amène-t-il parfois de bons résultats chez les **ralentis** : *rhumatisants*, *goutteux*, *diabétiques*. Il est le meilleur traitement des **prurits généralisés**.

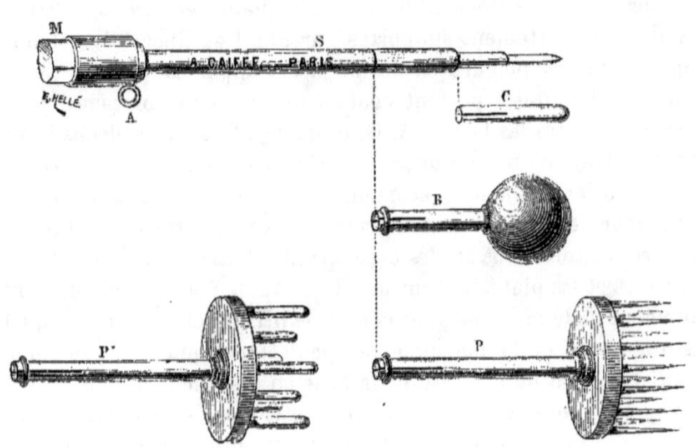

Fig. 42. — Excitateurs Gaiffe.

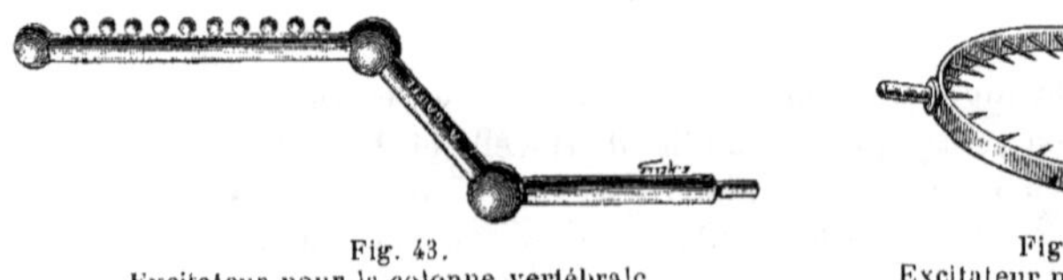

Fig. 43.
Excitateur pour la colonne vertébrale.

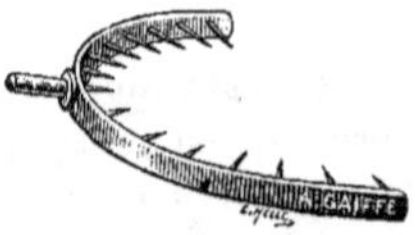

Fig. 44.
Excitateur pour la tête.

L'effluve aurait une action sédative dans les **névralgies des neurasthéniques**, calmerait certains **prurits** et donnerait de bons résultats dans le traitement de l'**eczéma**. Son action dans l'**hystérie** est surtout une affaire de suggestion, à cause de la mise en scène que son application nécessite.

L'étincelle agit sur la *contractilité musculaire* et excite la *sensibilité cutanée*, aussi l'a-t-on employée dans le traitement de l'**hémiplégie** ; appliquée sur la région dorso-lombaire, elle amène une *révulsion* qui a parfois de bons effets chez les **neurasthéniques**.

Le souffle, dirigé sur la fosse iliaque, aurait donné d'heureux résultats à Doumer et Musin dans la **constipation atonique** (on emploie aussi l'étincelle).

Le souffle en douche, associé au bain statique, donne quelquefois aussi des résultats dans l'**insomnie**.

QUATRIÈME PARTIE

Courants de haute fréquence

Avant de nous occuper du mode de production et de l'utilisation des courants de haute fréquence, expliquons d'abord ce que sont ces courants.

On appelle fréquence d'un courant alternatif le nombre de ses périodes par unité de temps, c'est-à-dire par seconde, la période étant l'espace de temps compris entre deux instants consécutifs où le courant passe par la même valeur avec le même sens ou, si l'on veut, le temps qu'il met à changer deux fois de sens à partir d'un des moments où sa valeur est nulle.

On peut représenter un courant alternatif par une courbe sinusoïdale, obtenue en portant les tensions du courant en ordonnées et les temps en abscisses ; cette courbe indique clairement, à première vue, comme

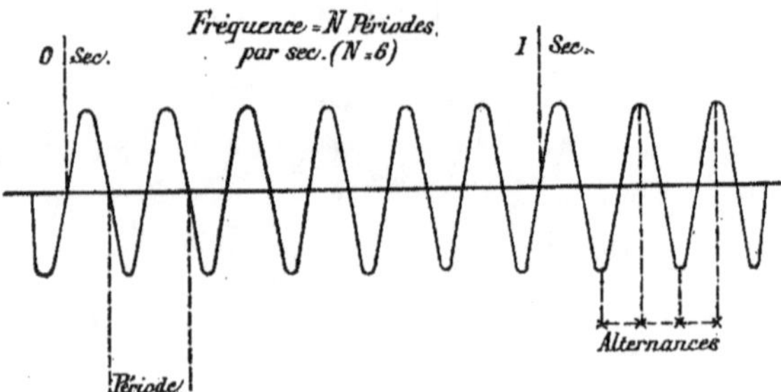

Fig. 45. — Représentation graphique du courant alternatif.

on peut en juger par le tracé ci-contre (fig. 45), la fréquence et la valeur de ses périodes.

La fréquence des courants alternatifs actuellement employés dans l'industrie pour la distribution de l'énergie électrique ou le transport de force à distance, n'est ordinairement pas très élevée et présente une moyenne maximum de 100 périodes par seconde ; la fréquence du courant alternatif distribué par le secteur de la rive gauche à Paris, est par exemple, de 42 périodes par seconde et celle du secteur des Champs-Élysées de 40 périodes.

Ce sont là des courants de faible fréquence ; dans les décharges oscillantes il se produit des courants oscillatoires dont le nombre de périodes par seconde, c'est-à-dire la fréquence, est considérable et peut varier entre quelques milliers et plusieurs centaines de millions ; M. Bose, de Calcutta, estime même à 50.000 millions la fréquence de certain courant oscillatoire qu'il put produire.

Ce sont là, comme on voit, des courants qui ont bien mérité leur nom de courants de haute ou grande fréquence.

Cette énorme différence dans la fréquence explique les nouvelles et curieuses propriétés que présentent ces nouveaux courants dont l'étude est encore loin d'être complète.

MODE DE PRODUCTION DES COURANTS DE HAUTE FRÉQUENCE.— M. Tesla, qui le premier fit des recherches suivies sur ces courants, a pu obtenir des fréquences assez considérables atteignant presque 10.000, exactement 9.600, à l'aide d'un alternateur spécial ; mais pour dépasser de beaucoup ces fréquences encore relativement petites et atteindre celles dont nous venons de parler, il est indispensable d'avoir recours à un dispositif spécial que nous allons indiquer.

Si on se reporte à la description qui trouvera mieux sa place qu'ici

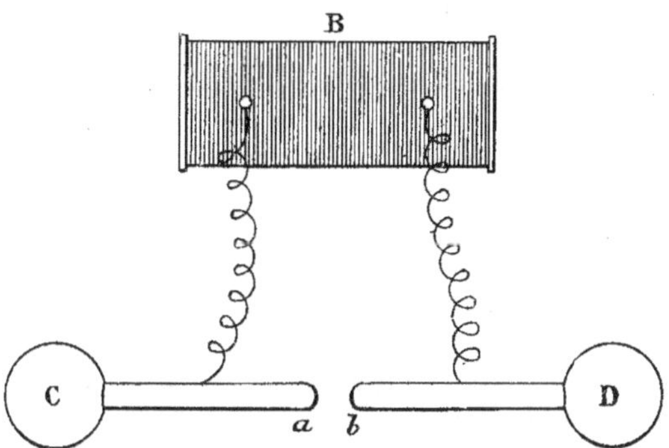

Fig. 46. — Oscillateur de Hertz.

dans un autre fascicule de cette encyclopédie, à propos de la *télégraphie sans fil*, on verra que des décharges oscillantes se produisent dans un oscillateur de Hertz composé de deux capacités électriques C, D (fig. 46), reliées par un conducteur interrompu *a*, *b* et mis en communication avec un appareil producteur d'électricité à haute tension B ; les décharges jaillissant en *a*, *b* sont oscillantes et composées comme l'indique le schéma 47, d'une série de décharges successives de sens

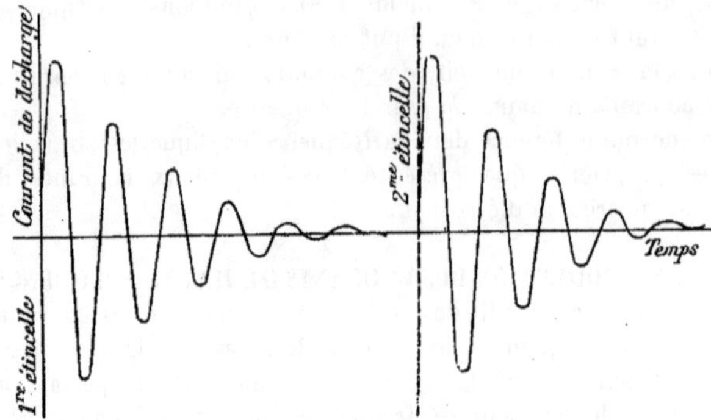

Fig. 47. — Représentation graphique de deux décharges oscillantes.

contraire et d'amplitude de plus en plus petite ; le courant oscillatoire ainsi produit est de très grande fréquence, fréquence qui varie suivant différentes circonstances, principalement suivant la capacité électrique des sphères CD.

Il fallait donc trouver un moyen de recueillir le courant alternatif de haute fréquence ainsi produit ; c'est ce que l'on a pu réaliser à l'aide de condensateurs convenablement disposés.

Le schéma 48 indique le dispositif employé par M. Tesla ; en S se trouve un alternateur de fréquence ordinaire alimentant le circuit primaire d'un transformateur à haute tension I ; le courant induit charge les deux capacités électriques d'un condensateur C ; ces capacités se déchargent en D en donnant naissance à une série d'oscillations électriques de haute fréquence qui traversent le circuit primaire d'un second transformateur I_2 ; le circuit secondaire de ce transformateur se trouve par suite traversé par des courants induits de haute fréquence que l'on peut recueillir à ses bornes.

Dans ses intéressantes expériences M. d'Arsonval modifia un peu ce dispositif et adopta celui représenté par la figure 49, en B se trouve le transformateur produisant le courant de haute tension et basse fréquence qui vient charger les armatures internes des condensateurs

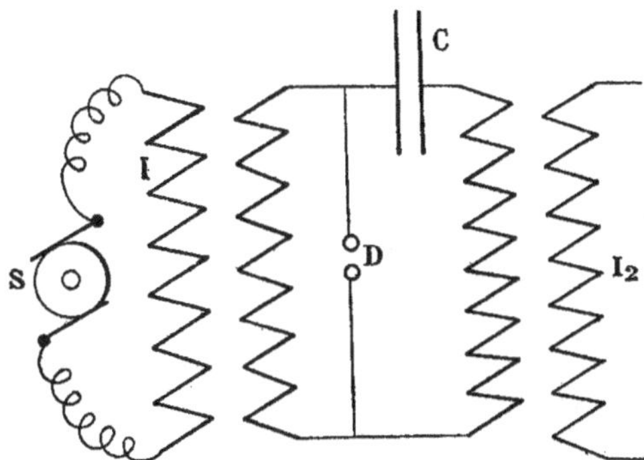

Fig. 48. — Dispositif Tesla pour la production des courants de haute fréquence.

C_1, C_2 et jaillit en M sous forme de décharges oscillantes ; les armatures externes des condensateurs sont reliées entres elles par l'intermédiaire d'un solénoïde S qui se trouve parcouru par des oscillations de fré-

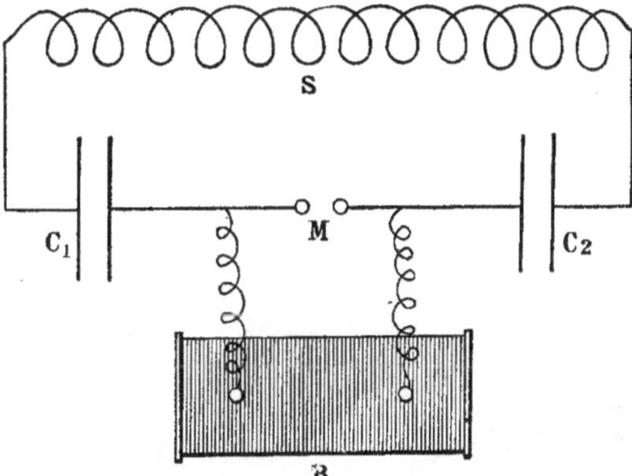

Fig. 49. — Dispositif d'Arsonval pour la production des courants de haute fréquence.

quences identiques à celle de la décharge jaillissant en M ; en effet les charges et décharges successives des armatures internes des condensateurs produisent par influence sur les armatures externes des charges et décharges correspondantes. Le solénoïde peut être remplacé par le circuit primaire d'un transformateur augmentant la tension des courants de haute fréquence ; mais ces courants peuvent encore être captés, si leur tension est suffisante pour les expériences auxquelles ils sont destinés, aux deux extrémités du solénoïde comme nous le verrons plus loin. Ce solénoïde présente, en effet, une résistance considérable pour les courants de haute fréquence par suite des phénomènes de self-induction qui atteignent avec eux une intensité exceptionnelle ; de telle sorte que ces courants passent de préférence dans des circuits d'une résistance incomparablement plus forte mais présentant une moindre self-induction.

APPAREILS PRODUCTEURS DE COURANTS DE HAUTE FRÉQUENCE. — Comme nous venons de le voir, il est possible de produire des courants d'une fréquence relativement élevée à l'aide d'alternateurs spécialement disposés ; l'alternateur employé par Tesla était composé d'un disque d'acier de 80 centimètres de diamètre sur le pourtour

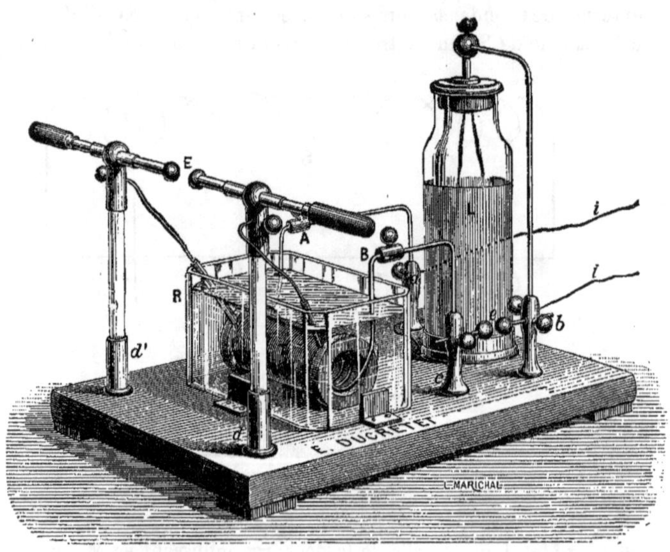

Fig. 50. — Appareil Ducretet pour la production des courants de grande fréquence et haute tension.

duquel étaient disposées 384 bobines ; ce disque tournait à l'intérieur d'une couronne portant également 384 autres bobines ; l'une des séries de bobines constituant l'inducteur était alimentée par un courant continu produit par une batterie de piles ou d'accumulateurs ou encore par une petite dynamo excitatrice ; l'autre série était parcourue par les courants induits par la rotation sous l'influence des pôles inducteurs et constituait l'induit de l'alternateur. Chaque tour fait par l'induit donnait, par suite, naissance à 192 périodes ce qui faisait à la vitesse de 3.000 tours par minute ou 50 tours par seconde une fréquence de 9.600 périodes par seconde. Les courants induits ainsi produits étaient recueillis par deux balais frottant sur deux bagues reliées aux deux extrémités du fil induit comme dans les alternateurs ordinaires. En faisant varier l'intensité du courant traversant les inducteurs on pouvait modifier à volonté la tension du courant induit qui pouvait atteindre avec l'excitation maximum une force électromotrice de 200 volts.

Mais c'est surtout les appareils basés sur les décharges oscillantes et qui permettent d'obtenir des fréquences bien plus élevées, qui sont ordinairement utilisés; nous allons examiner les dispositions adoptées par les principaux constructeurs.

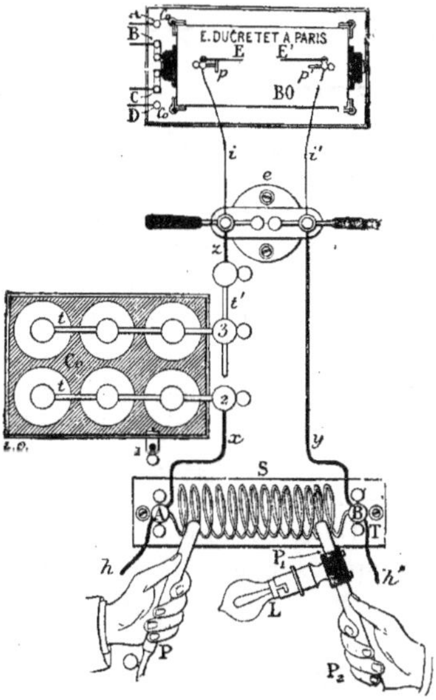

Fig. 51.
Appareil de M. Ducretet pour la production des courants de haute fréquence.

La figure 50 représente le petit appareil de M. Ducretet, basé sur le dispositif de Tesla, pour la production de courants oscillatoires de grande fréquence et de haute tension ; le courant d'une bobine d'induction arrivant par les fils *ii*, charge le condensateur L dont les décharges oscillantes successives jaillissent sous forme d'étincelles en *e* et traversent le solénoïde A B constitué par une simple spire de gros fil formant le circuit inducteur du transformateur T ; les courants induits dans le circuit secondaire de ce transformateur, qui est plongé dans un bain d'huile contenu dans une cuve en verre R, peuvent être recueillis à ses extrémités.

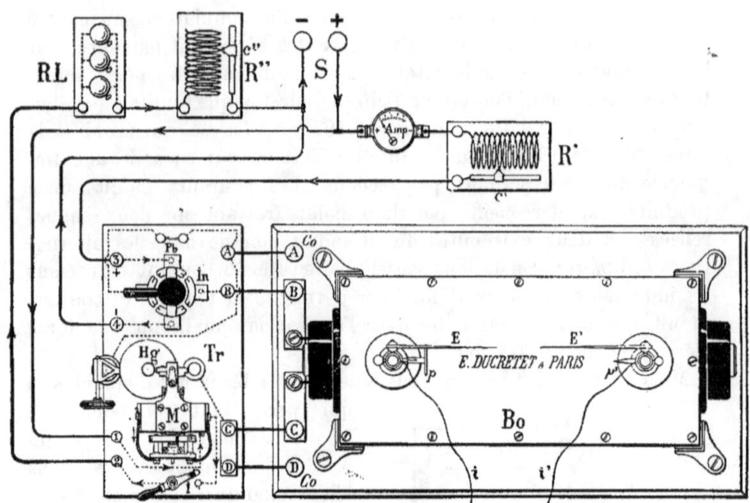

Fig. 52. — Dispositif de M. Ducretet pour l'alimentation d'une bobine d'induction et de son interrupteur par un courant de 110 volts.

Le transformateur T, qui est chargé d'augmenter dans les proportions voulues la tension du courant de haute fréquence, présente l'intéressante particularité de posséder des circuits primaire et secondaire relativement très gros et très courts, les effets d'induction et de self-induction de ces courants étant considérablement plus puissants que ceux des courants alternatifs de fréquence ordinaire ; l'isolement des transformateurs doit être, en revanche, particulièrement soigné et c'est pour cette raison qu'on les plonge ordinairement dans un bain d'huile qui constitue un excellent isolant.

Pour les appareils plus puissants, M. Ducretet emploie un condensateur différent constitué, comme l'indique la figure 51, par six jarres de Leyde disposées dans une caisse revêtue intérieurement de papier d'étain qui met en communication toutes les armatures extérieures.

Pour alimenter ses appareils producteurs de courants de haute fréquence, M. Ducretet utilise ses bobines d'induction et ses interrupteurs à moteur électrique. Les bobines de Ruhmkorff peuvent être actionnées directement par le courant continu d'une dynamo de laboratoire ou par celui distribué à 110 ou à 120 volts. Dans les deux cas, il suffit d'introduire dans le circuit de l'inducteur de la bobine, un ampèremètre et un rhéostat à curseur mobile capable de maintenir le débit entre 3 et 8 ampères suivant la puissance de la bobine employée. Dans ce cas, il faut utiliser, pour le trembleur interrupteur, une petite batterie d'accumulateurs, d'un type portatif. Si on veut employer le courant de la dynamo ou de la distribution pour l'alimentation de la bobine et de son interrupteur-trembleur, sans employer d'accumulateurs, la figure 52 donne le dispositif à réaliser. Le rhéostat R′ sert à réduire l'intensité du courant à la valeur convenable ainsi qu'il vient d'être dit; il faut toujours introduire la plus grande résistance avant de fermer le circuit ; on la réduit ensuite, peu à peu, pour atteindre le régime normal. Le rhéostat R″, à trois bornes, sert de réducteur ; il permet de prendre une dérivation de quelques volts, sur le circuit principal, pour actionner le moteur du trembleur ; le curseur mobile du rhéostat règle la vitesse du moteur.

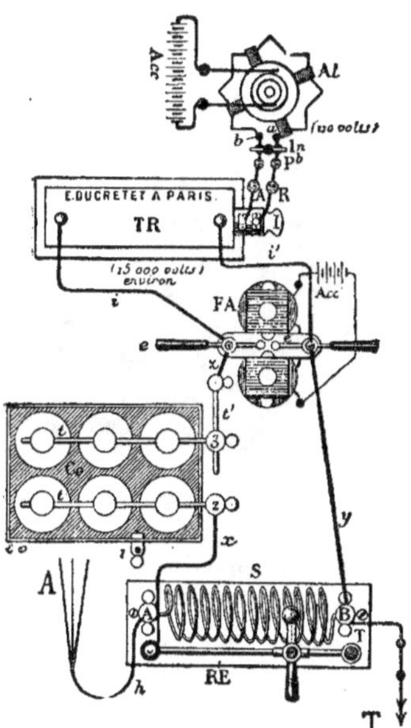

Fig. 53.
Dispositif de M. Ducretet pour la production à l'aide de courants alternatifs, des courants de haute fréquence.

Pour obtenir des courants de fréquence maximum, il est nécessaire de souffler les étincelles au fur et à mesure de leur formation. Ce résultat s'obtient soit en faisant jaillir les étincelles dans un puissant champ magnétique, représenté sur la figure 53, par deux puissants électro-aimants FA alimentés par une batterie spéciale *Acc′*, soit en dirigeant entre les deux boules un violent courant gazeux sortant d'un chalumeau en verre présentant un orifice d'environ un millimètre de diamètre.

Pour obtenir le champ magnétique puissant nécessaire au soufflage des étincelles, M. Ducretet emploie un électro-aimant de Faraday, de son type courant, représenté par la figure 54 et composé de deux bobines EE′ de 20 centimètres de hauteur dont les noyaux de fer doux sont fixés à la partie inférieure sur un bloc de fer C et reçoivent à la partie supérieure deux armatures de fer doux AA dont les noyaux *aa′* sont mobiles et peuvent être plus ou moins rapprochés.

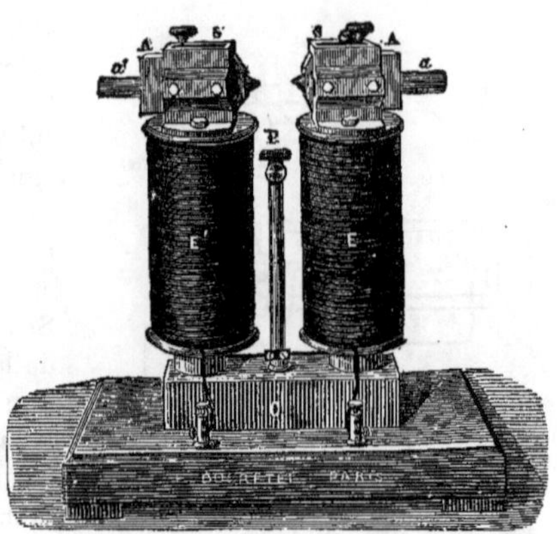

Fig. 54.
Électro-aimant pour le soufflage des étincelles.

Si l'on préfère le soufflage par un jet de gaz on peut employer soit une soufflerie refoulant l'air à une pression de 1,1/2 à 2 atmosphères, soit pour plus de commodité, l'acide carbonique ou l'oxygène comprimé que l'on trouve dans le commerce et dont l'usage est maintenant courant dans tous les laboratoires ; il faut toutefois, dans ce dernier cas, utiliser un réducteur de pression pour régulariser l'échappement du gaz.

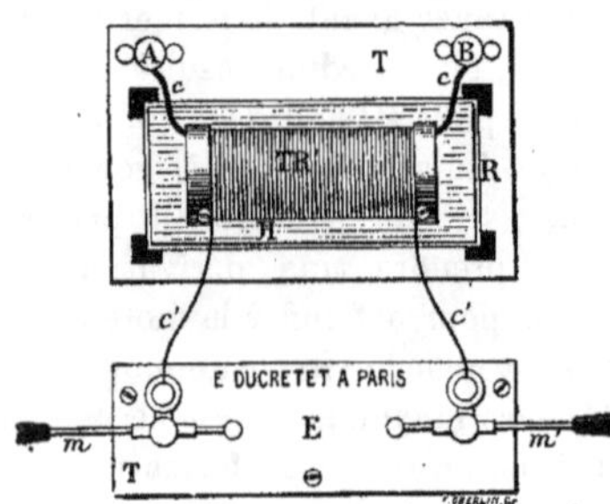

Fig. 55. — Transformateur à bain d'huile pour courants de haute fréquence.

Comme nous l'avons vu plus haut, on peut dans le cas des appareils des figures 51 et 53 capter les courants à haute tension aux deux extrémités du solénoïde S, comme l'indique la figure 51 ; dans la figure 53 un curseur glissant sur une tige permet d'opérer ce captage sur une spire quelconque du solénoïde de manière à régler l'intensité des courants recueillis par les fils *h*, *h′*.

Si les courants de haute fréquence ainsi recueillis ne sont pas de tension suffisante pour les expériences auxquelles ils sont destinés, on peut augmenter cette tension en remplaçant le solénoïde par un transformateur isolé dans un bain d'huile (fig. 55) comme c'est d'ailleurs le cas dans la figure 50.

M. Ducretet emploie également un dispositif représenté par la figure 56, basé sur le principe indiqué par M. d'Arsonval et dont la figure 49 donne le schéma. Le courant de haute tension arrivant par les fils *Tr* charge les armatures intérieures des condensateurs *Co*, *Co'*

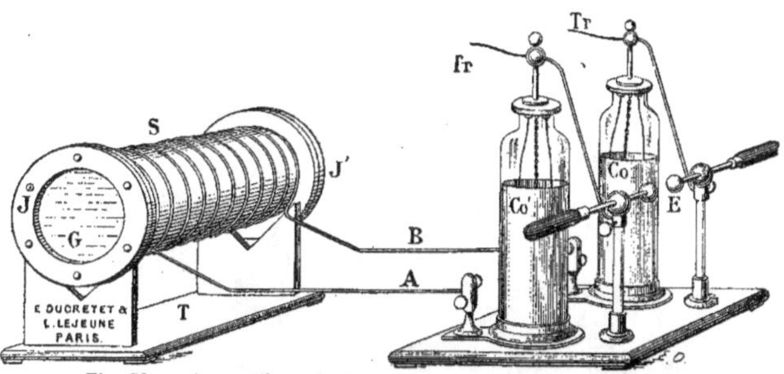

Fig. 56. — Appareil producteur de courant de haute fréquence.

et jaillit sous forme de décharges oscillantes en E ; les armatures extérieures communiquent par les fils A, B à un solénoïde ou à un transformateur à haute tension.

C'est également ce dispositif qui est adopté par M. Chardin pour la construction de ses appareils de haute fréquence (fig. 57 et 58); ces appareils sont disposés sur une table, le courant de haute tension arrive par les fils H G, charge les armatures intérieures des condensateurs K L et jaillit sous forme de décharges oscillantes entre les sphères de l'excitateur formé par le prolongement des tiges des condensateurs ; les armatures extérieures sont reliées aux bornes M N que l'on peut mettre en communication avec un solénoïde ou un transformateur quelconque.

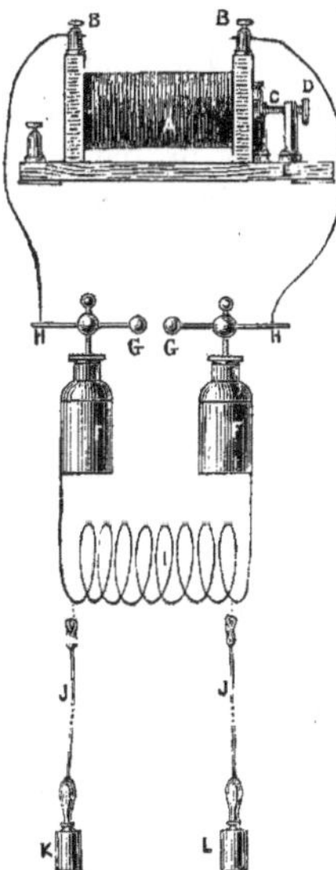

Fig. 57. — Schéma de l'appareil de M. Chardin.

L'un de nous a modifié quelque peu le dispositif des appareils que nous venons de décrire, afin de permettre d'obtenir rapidement, avec le même appareil, toutes les dispositions possibles et de faire facilement varier les capacités électriques des condensateurs. Nous employons, pour cela, six jarres de Leyde *c*, *c*, *c* (fig. 59, 60 et 61) disposées dans deux caisses allongées C, C' dont l'intérieur, revêtu de feuilles d'étain, met en communication entre elles et avec les poignées *p′p* les armatures extérieures des jarres ; les armatures intérieures sont reliées

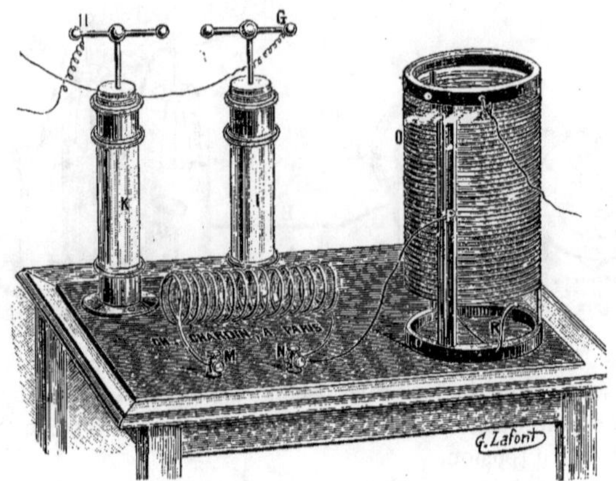

Fig. 58. — Appareil de haute fréquence de M. Chardin.

chacune à une tige traversant le bouchon isolant et se terminant par une petite sphère percée d'une ouverture horizontale dans laquelle peut glisser, à frottement doux, une tige qui permet de réunir ou d'isoler, à volonté les trois armatures intérieures de chaque condensateur.

Cette disposition permet de réaliser de multiples combinaisons dont nous allons indiquer quelques-unes. Dans la figure 59 l'appareil est disposé suivant le dispositif de M. d'Arsonval. Le circuit induit de la bobine d'induction B est relié par les fils *b d*, *b′ d′* aux armatures intérieures des condensateurs C, C′ dont les armatures extérieures sont mises en communication par l'entremise des poignées et des fils *pi*, *p′i′* avec le circuit primaire du transformateur T ; les courants induits dans le circuit secondaire de ce transformateur peuvent être recueillis aux bornes *t*, *t′*; la décharge oscillante se produit en *e* entre deux petites sphères fixées aux extrémités des tiges horizontales reliant les tiges verticales des jarres ; un chalumeau de verre *v*, supporté par un pied articulé *s* et alimenté de gaz sous pression par le tube de caoutchouc *a*, communiquant avec une soufflerie ou un récipient à acide carbonique comprimé, vient souffler les étincelles. On voit, au simple examen de la figure, que l'on peut, en tirant plus ou moins les tiges

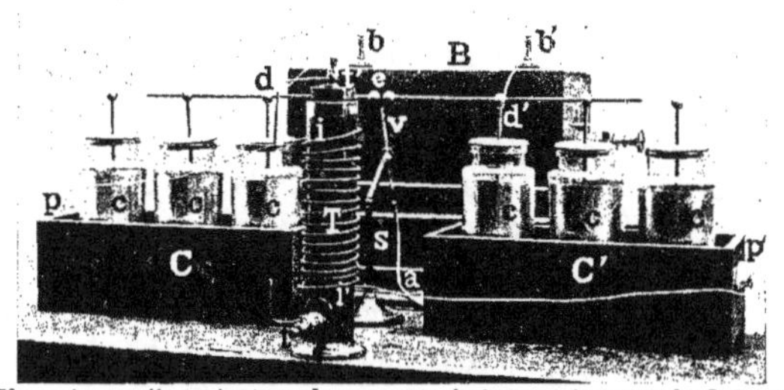

Fig. 59. — Appareil producteur de courants de haute fréquence de J.-L. Breton.

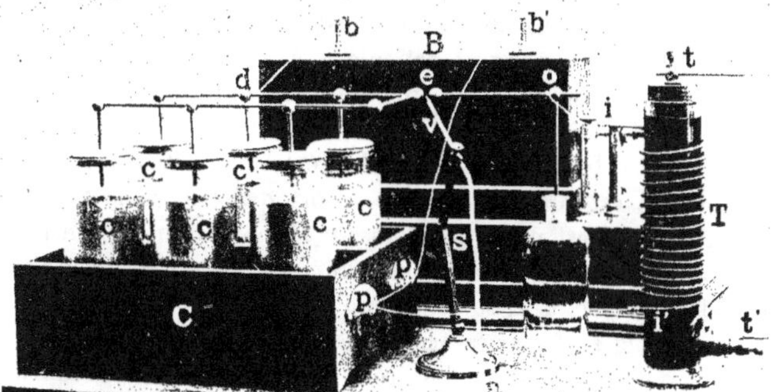

Fig. 60. — Appareil de J.-L. Breton (autre disposition).

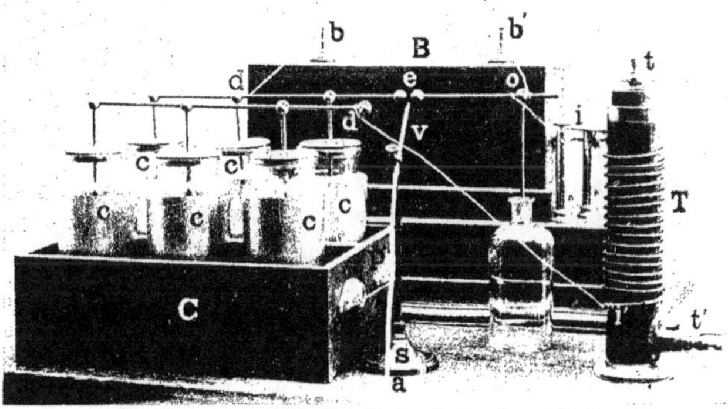

Fig. 61. — Appareil de J.-L. Breton (autre disposition).

horizontales, utiliser soit les trois jarres de chaque condensateur soit deux ou même une seule ; cette manœuvre se fait instantanément avec la plus grande facilité ; c'est ainsi que, sur la figure 59, deux seulement des jarres de chaque condensateur sont utilisées et qu'au contraire, dans la figure 66 toutes les trois sont en fonction.

Dans la figure 60 c'est le dispositif de Tesla qui est employé ; l'une des bornes du circuit induit de la bobine d'induction B est reliée aux armatures intérieures du condensateur C formé par les deux caisses accolées l'une à l'autre ; l'autre borne *b'* est mise en communication avec les deux poignées *p*, *p'* des deux caisses et, par leur entremise, avec l'armature extérieure du condensateur ; le fil *pi'* relie ces poignées à l'une des extrémités du circuit primaire du transformateur T dont l'autre extrémité *i* est rattachée en *o* à l'une des branches de l'excitateur *e* ; l'étincelle oscillante produite est encore soufflée par le chalumeau *v* porté par le support articulé *s* et alimenté par le tuyau de caoutchouc *a*. Ici encore, on peut, avec une extrême facilité, utiliser 1, 2, 3, 4, 5 ou les 6 jarres.

Cette facilité de restreindre à volonté les capacités électriques des condensateurs est précieuse car il ressort des expériences que nous avons faites qu'il est utile, pour obtenir le maximum d'intensité dans les effets, de régler ces capacités suivant la source d'électricité à haut potentiel employée. Ceci se comprend en effet très facilement, car, si on augmente la surface des armatures des condensateurs, on accroît l'intensité des courants oscillatoires produits, mais, en revanche, on diminue le nombre des oscillations des décharges et, par suite, la fréquence ; si on diminue, au contraire, les surfaces des armatures, l'intensité décroît mais la fréquence augmente ; il est, par suite, logique que pour une certaine valeur de ces deux éléments, les effets produits présentent leur maximum d'intensité. Nous avons reconnu qu'il était préférable d'augmenter la fréquence et, par suite, d'employer des armatures de surface restreinte ; deux ou trois jarres nous donnaient ainsi avec notre bobine de 30 centimètres d'étincelle des effets plus accentués que les six jarres. Il y a toutefois des expériences, pour imiter par exemple les effets de la foudre, où il est préférable d'obtenir une plus grande intensité même avec une fréquence moindre ; c'est pourquoi il est très utile de pouvoir modifier à volonté, comme dans notre appareil, les conditions dont dépendent ces résultats.

Enfin, la figure 61 reproduit le dispositif déjà décrit et représenté par la gravure 51. C'est, en somme, le même que précédemment avec cette différence que les jarres, au lieu d'être montées toutes en quantité, sont groupées trois par trois et que leurs électrodes extérieures sont seules réunies ensemble sur les poignées p,p, l'ensemble forme ainsi condensateur double ; les armatures intérieures d'une des séries de trois jarres sont reliées par le fil *bd* à l'une des bornes de la bobine B, tandis que l'autre série est rattachée à l'autre borne par l'entremise du circuit primaire du transformateur T et des fils *d'i'* et *iob'*. On peut, naturellement, dans cette disposition, n'employer que deux ou quatre jarres. Ce dispositif présente l'avantage de rendre plus difficile le percement par l'étincelle des parois de verre des jarres qui se produit parfois lorsque les bornes de l'excitateur sont trop éloignées et que, par suite, la décharge éprouve moins de résistance à percer cette paroi de verre qu'à jaillir à l'air libre ; avec le dispositif précédent, il faudrait, pour que cet inconvénient se produisit, que l'étincelle perce à la fois deux parois qui opposent naturellement une résistance double ; en revanche, il se produit une légère perte d'énergie.

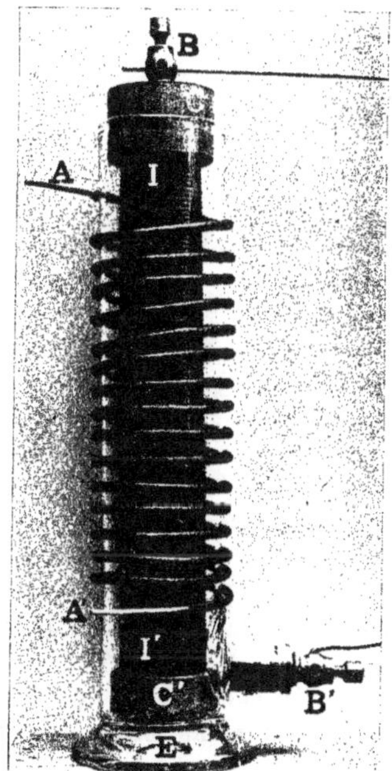

Fig. 62. — Transformateur pour courant de haute fréquence de J.-L. Breton.

La forme nouvelle que nous avons donnée au transformateur des courants de haute fréquence représenté dans les gravures précédentes est particulièrement commode et donne d'excellents résultats. Ce transformateur est représenté à part par la figure 62 ; il est, comme on voit, constitué par une éprouvette à pied tubulée E qui reçoit extérieurement l'enroulement primaire A, A' ; l'enroulement secondaire I, I' est effectuée sur un cylindre de bois dur fileté CC' placé à l'intérieur de l'éprouvette, l'une de ses extrémités est reliée à la borne B placée sur la partie supérieure du cylindre et l'autre extrémité passe à travers la tubulure inférieure pour venir aboutir à la borne B' ; l'éprouvette est enfin remplie d'huile lourde employée pour le graissage des moteurs à gaz et qui constitue un excellent isolant. Dans la figure 62, l'huile a été enlevée pour laisser voir le circuit induit, tandis qu'elle remplit l'éprouvette dans les figures précédentes.

M. Oudin réalisa un transformateur spécial sans isolant liquide pour courant de haute fréquence. Cet appareil, qu'il qualifia du nom de résonateur et dont la figure 63 représente le modèle construit par MM. Radiguet et Massiot consiste en un solénoïde vertical enroulé sur un cylindre en acajou verni qui le maintient rigide.

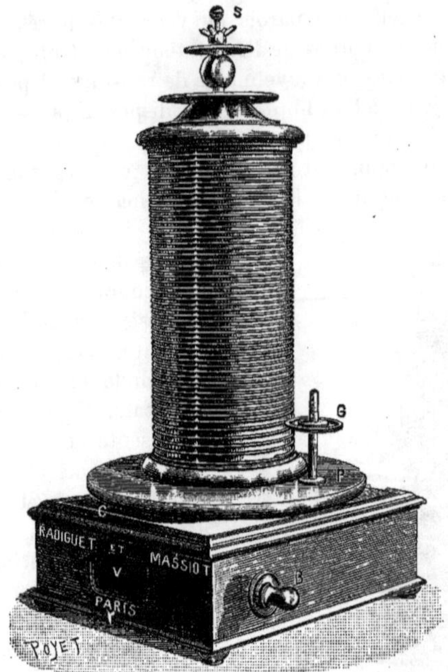

Fig. 63. — Résonateur de Oudin (Dispositif de MM. Radiguet et Massiot).

Un plateau tournant P porte une tige métallique le long de laquelle se meut une roulette à gorge G, en contact avec une des spires du solénoïde.

Si l'on fait tourner le plateau P, le curseur G montera ou descendra sur les spires. Cette manœuvre permet de prendre une longueur donnée des spires inductrices, afin de régler l'intensité des effluves.

Le tout est placé sur un condensateur-détonateur (fig. 64) se composant d'une boîte en acajou verni, comprenant 2 bouteilles de Leyde cylindriques LL″ garnies intérieurement et extérieurement d'une feuille d'étain constituant les armatures.

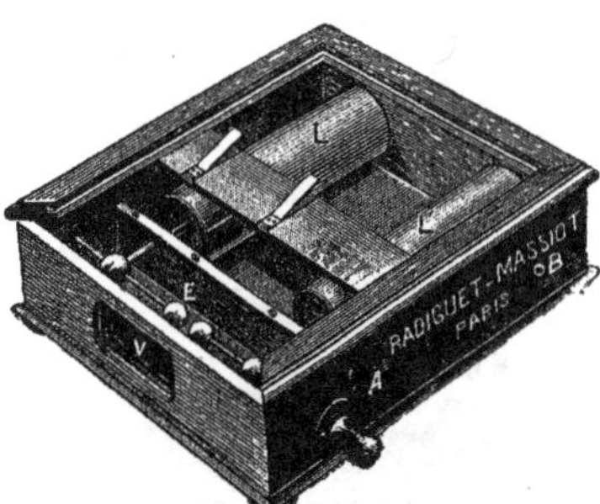

Fig. 64. — Condensateur-détonateur de MM. Radiguet et Massiot.

Pour atténuer le bruit éclatant des décharges, le détonateur est enfermé dans la même boîte et séparé des condensateurs par une cloison en glace qui empêche l'oxydation trop rapide des bouteilles.

La boîte porte extérieurement sur les grands côtés 2 paires de bornes A et A′ pour les armatures internes et B et B′ pour les armatures externes.

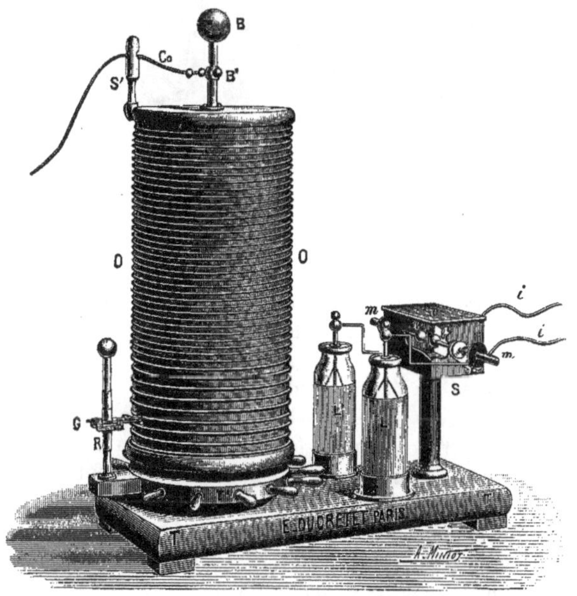

Fig. 65. — Résonateur de Oudin (modèle de M. Ducretet).

Le bouton A permet de faire varier la longueur d'étincelle entre les boules E du détonateur.

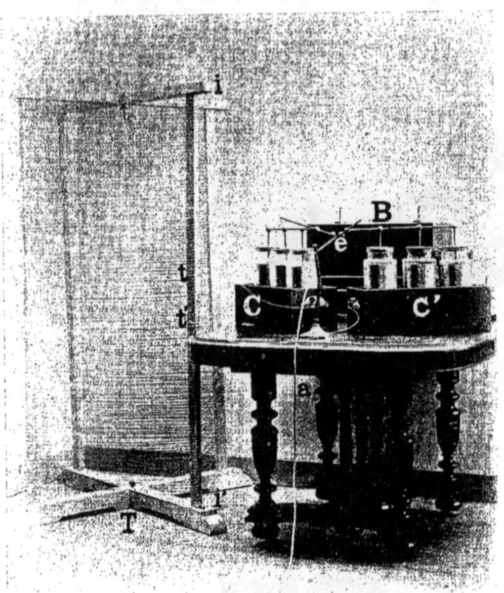

Fig. 66. — Transformateur sans liquide isolant de J.-L. Breton.

Une glace V rouge, laisse voir l'étincelle qui éclate. Plus l'étincelle est longue plus les effluves sont intenses au résonateur.

Le déplacement du curseur G et le réglage de l'étincelle par le bouton A doivent être faits lentement, car une faible différence dans ce réglage de l'un ou l'autre des deux facteurs : étincelle et induit, produit un bon ou un mauvais rendement.

Le modèle de résonateur Oudin, construit par M. Ducretet, et que représente la figure 65, est quelque peu différent comme disposition mécanique ; le fil constituant le solénoïde, entouré sur le cylindre de bois fileté, est en deux parties de grosseurs différentes, la portion de diamètre maximum se trouvant à la partie inférieure ; le cylindre O est fixe sur son socle et c'est la tige R du galet à gorge G qui se déplace avec son plateau T'; dans ce mouvement, le galet G suit constamment le fil et, par suite, s'élève ou s'abaisse sur sa monture R suivant le sens de la rotation ; ce galet est relié, au moyen d'un cercle métallique fixé sous le plateau T′ et d'un ressort, à l'armature extérieure d'un des condensateurs d'un appareil producteur de courants

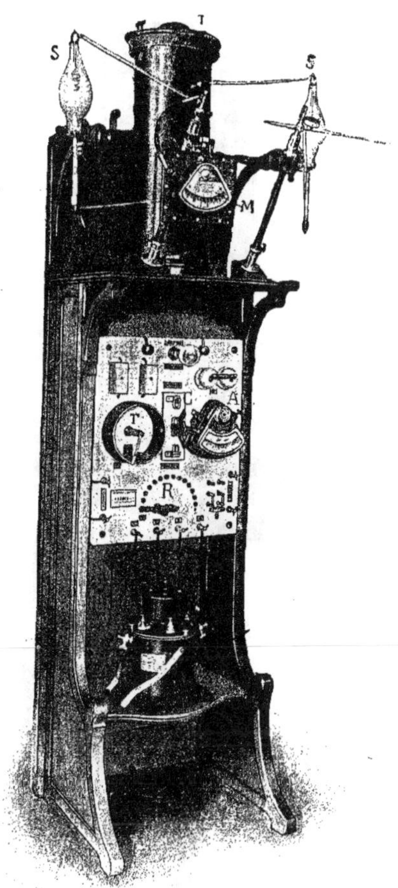

Fig. 67. — Crédence de M. Gaiffe pour la haute fréquence.

de haute fréquence basé sur le dispositif d'Arsonval ; l'autre armature extérieure du second condensateur est rattachée par l'axe fixe du cylindre de bois à l'extrémité inférieure du solénoïde ; les deux armatures intérieures des condensateurs sont mises en communication avec

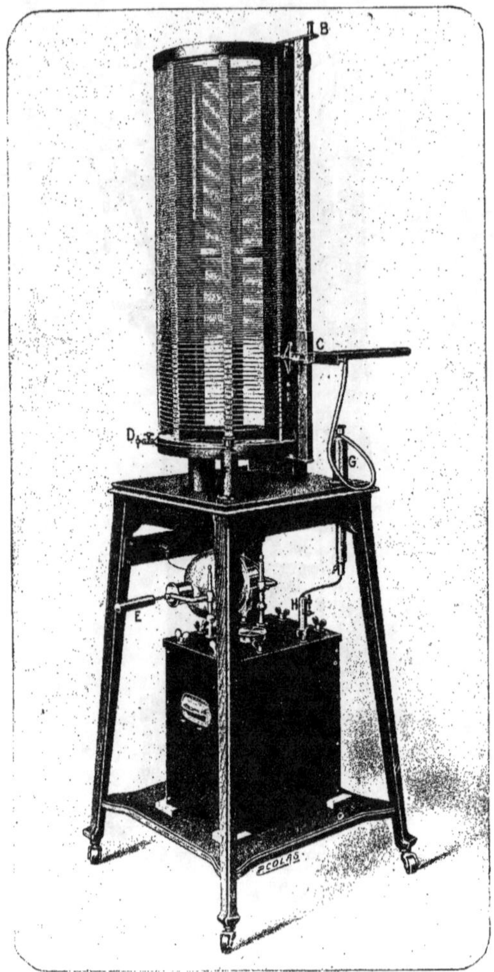

Fig. 68. — Sellette de M. Gaiffe pour la haute fréquence.

un excitateur à étincelle S et par les fils *ii'* avec une source de courant de haute tension. L'extrémité supérieure du solénoïde est fixée à une monture BB′ disposée pour recevoir divers accessoires d'expérience, par exemple un conducteur *Co* qui se rend aux excitateurs destinés aux applications médicales et qui est maintenu à distance des spires supérieures par la colonne isolante S′. Le réglage de cet appareil s'effectue en agissant sur la distance des boules de l'excitateur et sur le galet G qui permet de séparer le solénoïde en deux parties inégales, l'une étant inductrice et l'autre induite.

Nous basant sur les résultats obtenus par le résonateur Oudin, nous avons réalisé un transformateur analogue mais de plus grande dimension, représenté par la figure 66, pour simplifier la construction, cet appareil est constitué par quatre montants en bois de 160 centimètres de hauteur, dont l'écartement est maintenu aux deux extrémités par deux croisillons dont l'un forme pied ; ces montants forment un carré de 68 centimètres de côté, ce qui fait que chaque spire de fil qui s'y trouve enroulée à une longueur de 272 centimètres, et, comme il y a 128 spires, la longueur totale du fil est de 348 mètres. Le circuit inducteur, afin d'être plus rapproché de toutes les spires du circuit induit, est constitué par un certain nombre de spires *tt′* prises au milieu ; ses deux extrémités correspondent aux armatures extérieures *pp′* des condensateurs C, C′, dont les armatures intérieures sont reliées aux bornes de la bobine d'induction B et à l'excitateur *e* ; la décharge est soufflée par un chalumeau de verre relié à une soufflerie par le tuyau de caoutchouc *a*. Les courants de grande fréquence et haute tension induits dans le solénoïde sont recueillis à ses deux extrémités *ii′*. Avec cet appareil, nous avons obtenu de très beaux effets.

Le plus récent modèle réalisé par M. Gaiffe, est le suivant : il a réuni sur une crédence en bois les appareils destinés à produire les courants de haute tension nécessaires à la radiographie et la haute fréquence en y adjoignant quelques accessoires de radiographie qu'il eût été difficile de placer ailleurs (fig. 67).

Cet ensemble d'une grande puissance, plus que suffisante pour utiliser au maximum les tubes radiographiques actuels, est le plus pratique et le moins encombrant. Ce meuble comporte les appareils de réglage, un interrupteur à gaz, un transformateur et son condensateur. Ces trois appareils sont étagés de façon à occuper le moins de place possible et à rendre la manœuvre facile. Sur la tablette supérieure qui porte le transformateur ont été placés en plus les porte-soupapes, le spintermètre et le milliampère-mètre nécessaire en radiographie. Ce dernier est mobile autour d'un axe vertical pour qu'on l'oriente du côté le plus favorable à la lecture.

Les connections sont établies à demeure pour tout le circuit allant de la source au primaire du transformateur. Le circuit secondaire qui se modifie suivant qu'on opère en radiographie ou en haute fréquence est réalisé par des conducteurs à ressorts et des enrouleurs du Dr Zimmern, de telle sorte que le passage d'un emploi à l'autre peut se faire en quelques secondes.

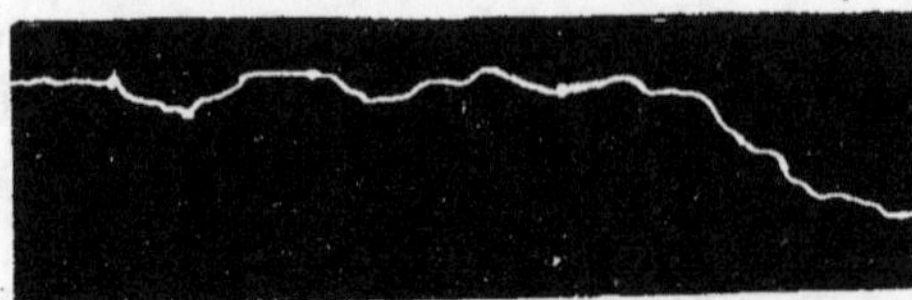

Fig. 69. — Étincelle de 0m35 obtenue avec l'interrupteur lent.

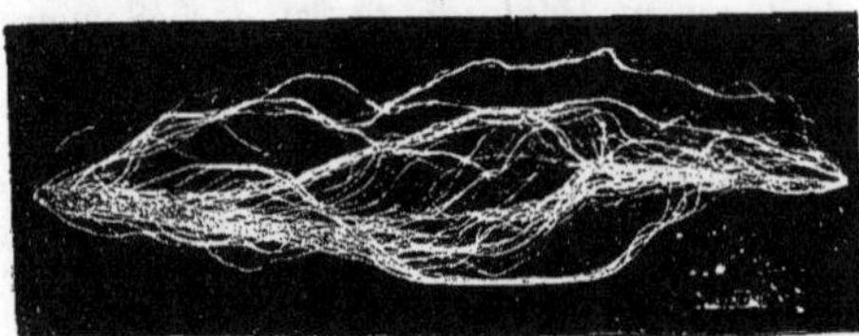

Fig. 70. — Étincelle ou écheveau obtenu avec l'interrupteur à turbine à mercure.

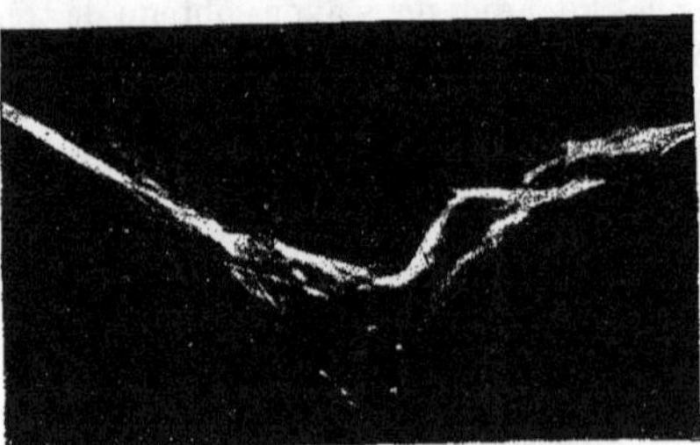

Fig. 71. — Étincelle-flamme obtenue avec l'interrupteur Wehnelt (110 volts et 10 ampères).

La crédence se complète par l'adjonction de la sellette de haute fréquence que M. Gaiffe a construite et que représente la figure 68. A la partie inférieure d'une table à roulettes, on a placé un condensateur ; sur le dessus le résonnateur à curseur mobile C réglable en fonctionnement.

Les colonnes isolantes F et G assurent le passage des connections entre le résonnateur et les sorties H du condensateur à pétrole.

Pour le fonctionnement brancher les deux pôles de la source haute tension aux deux bornes fixées sur la traverse d'ébonite visible à l'arrière de la table près de l'éclateur ; si on se sert du résonateur, il suffit donc de connecter l'excitateur en B, de régler le curseur C pour obtenir la résonance ; on modifiera la puissance en réglant l'intensité dans le primaire de la bobine et en manœuvrant la pointe mobile E de l'éclateur.

Pour les applications utilisant le petit solénoïde (chaise longue — applications directes — électro-coagulation — thermo-pénétration) il suffit de débrancher les connections DF et CG du résonateur des colonnes F et G. On placera le petit solénoïde entre les sorties H du condensateur et l'on branchera, en général, les électrodes ou conducteurs aux deux colonnes FG.

Un moyen de réglage consiste à détacher un conducteur d'une des colonnes et à le connecter avec un nombre plus ou moins grand de spires du petit solénoïde ; une prise de courant spéciale amovible est fournie dans ce but.

INTERRUPTEUR ÉLECTROLYTIQUE WEHNELT. — L'interrupteur de M. Wehnelt permet d'obtenir directement des courants de fréquence relativement élevée, variant de 1.000 à 2.000 périodes par seconde ; ce ne sont naturellement pas là des courants de haute fréquence capables de produire les effets remarquables que nous examinerons plus loin ; mais ces courants, alimentant une bobine d'induction ordinaire, permettent d'augmenter considérablement son rendement et, par suite, les courants induits qui prennent naissance dans son circuit secondaire, d'une fréquence et d'une tension bien supérieures, peuvent alimenter les appareils producteurs de courants de haute fréquence que nous venons d'examiner dans de bien meilleures conditions ; d'où il résulte un accroissement d'intensité des courants de haute fréquence produits.

Lorsqu'on emploie un interrupteur ordinaire les courants induits dans le circuit secondaire de la bobine sont en nombre restreint et ils produisent dans les appareils de haute fréquence qu'ils alimentent un nombre également restreint de décharges oscillantes qui sont séparées par des espaces pendant lesquels l'appareil ne fonctionne pour ainsi dire pas ; pour avoir le maximum de rendement il faudrait, aussitôt que les oscillations d'une décharge prennent fin, qu'une nouvelle décharge jaillisse, et ainsi de suite ; l'interrupteur de Wehnelt, augmentant le nombre des courants secondaires et, par suite, des décharges qu'ils provoquent dans un temps donné, rapproche évidemment le fonctionnement idéal dont nous venons de parler ; de plus, la tension de chaque courant secondaire étant accrue, chaque décharge augmente d'intensité. Par conséquent, on comprend facilement que la production finale des courants de haute fréquence soit, pour ces deux causes, considérablement augmentée.

L'interrupteur électrolytique Wehnelt est très simplement formé de deux électrodes de surface très différente, plongeant dans l'eau acidulée ; l'une des électrodes est constituée par une lame métallique de plomb, de forme quelconque, et l'autre par un petit fil de platine dépassant de quelques millimètres l'extrémité d'un tube de verre ; ce fil de platine est relié avec le conducteur amenant le courant soit par un bain de mercure remplissant le tube de verre, soit par une soudure. Lorsque l'on fait traverser cet ensemble par un courant d'une tension suffisamment élevée l'extrémité du tube de platine devient le siège de phénomènes lumineux et thermiques particuliers et le courant se trouve constamment interrompu, il devient intermittent et présente une fréquence plus ou moins grande variant avec les conditions de l'expérience et pouvant atteindre 2.000 périodes par seconde.

Ce phénomène, déjà partiellement signalé par Planté, n'est pas encore expliqué d'une façon pleinement satisfaisante. Plusieurs explications ont toutefois été données, notamment la suivante : sous l'influence du courant traversant l'appareil la pointe de platine rougit, une sorte de caléfaction se produit et une gaine de vapeur entourant le fil de platine interrompt le courant ; par suite de cette interruption du courant le platine se refroidit aussitôt ; la vapeur se condense ou se dégage, l'eau acidulée revient en contact avec le platine et la même série de phénomènes recommence.

Quoiqu'il en soit, les effets produits par cet interrupteur sont très remarquables comme on pourra en juger par les gravures 69 à 71, reproduisant des épreuves photographiques obtenues par M. Radiguet qui a déjà sérieusement étudié le nouvel appareil. La figure 69 représente l'étincelle obtenue avec une bobine Radiguet de 35 centimètres, munie d'un interrupteur lent ; les figures 70 et 71 représentent, au contraire, les décharges obtenues avec la même bobine munie d'un interrupteur à turbine à mercure ou d'un interrupteur électrolytique Wehnelt.

PROPRIÉTÉS DES COURANTS DE HAUTE FRÉQUENCE. — La principale propriété des courants de haute fréquence réside dans leur formidable puissance d'induction et de self-induction que nous avons déjà constatée plus haut à plusieurs reprises au sujet des transformateurs destinés à augmenter la tension de ces courants.

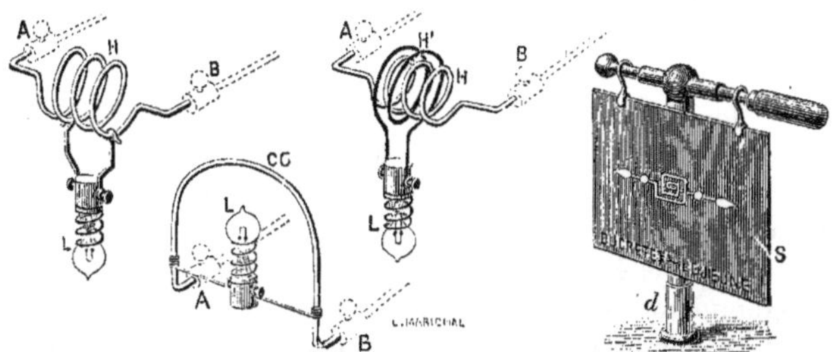

Fig. 72. — Expériences effectuées avec les courants de haute fréquence.

Nous avons vu entre autre que dans les appareils des figures 51, 53, 57, les solénoïdes de gros fil que reçoivent les oscillations de haute fréquence peuvent former le circuit primaire d'un transformateur,

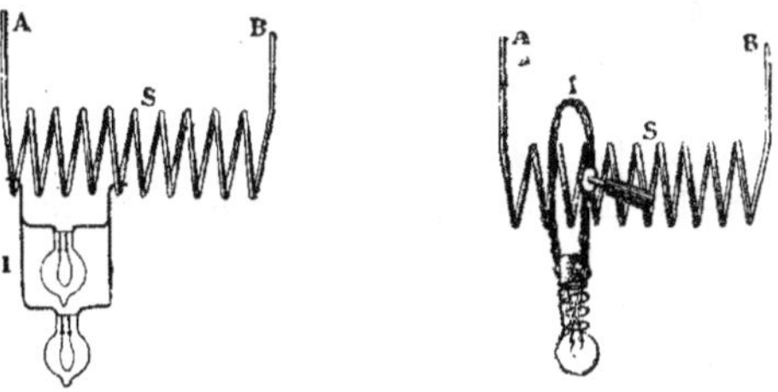

Fig. 73. — Self-induction.

Fig. 74. — Induction

si l'on désire modifier la tension des courants produits ; si, au contraire, cette ten:.on est suffisante, on peut capter ces courants en branchant deux fils de prise de courant sur les deux extrémités du solénoïde ; les effets de self-induction sont tellement considérables avec les courants de haute fréquence que seule une portion minime du courant traverse le solénoïde et que la presque totalité suit le circuit extérieur infiniment plus résistant, et contenant, par exemple, un tube à grand vide sans électrodes, mais possédant une self-induction moindre. On peut modifier la puissance du courant traversant le circuit extérieur en séparant les deux fils de prise de courant par un nombre de spires plus ou moins grand ce qui constitue un mode de réglage des plus commodes.

Une des nombreuses expériences qui montrent d'une façon frappante la puissance de self-induction des courants de haute fréquence est la suivante : si on branche un fil métallique communiquant au filament d'une lampe à incandescence à l'extrémité d'un solénoïde formé de quelques spires de très gros fil et que l'on approche une main de l'autre extrémité du solénoïde, en tenant la lampe de l'autre main, on voit le filament devenir incandescent et brûler même dans certains cas ; la résistance opposée au courant par le corps, la lampe et le fil de dérivation est pourtant un nombre incalculable de fois supérieur à celle opposée par le solénoïde, mais la self-induction est en revanche beaucoup moindre ; on ne ressent dans cette expérience aucune sensation au passage du courant, ce qui constitue une nouvelle et bien curieuse propriété des courants de haute fréquence, propriété que nous examinerons plus loin.

De très nombreuses expériences peuvent être ainsi faites pour montrer cette puissance considérable d'induction et de self-induction, la figure 72 représente quelques-unes de ces expériences ; dans la première, une lampe à incandescence L est branchée entre les trois spires du solénoïde H, parcouru par des courants de haute fréquence ; ces courants passent de préférence dans la lampe et illuminent son filament, quoique sa résistance soit considérablement supérieure à celle du solénoïde, sa self-induction étant en revanche moindre ; on peut ainsi allumer des lampes de différents voltages en branchant les fils d'attache en différents points du solénoïde. L'expérience suivante est encore plus frappante puisqu'ici, un gros fil de cuivre CO disposé en forme d'U, oppose une résistance plus grande au passage du courant que la lampe montée en dérivation sur ses deux branches ; la résistance réelle du fil est pourtant insignifiante (0,0007 ohm) et le calcul montre que, dans cette disposition, pour que la lampe s'illumine sous l'influence d'un courant continu ordinaire, il faudrait, étant donné le voltage de la lampe de 4 volts, que le courant traversant le fil en U atteigne d'abord une intensité de 6.000 ampères ; ce résultat est obtenu par la formule connue : $I = \frac{E}{R} = \frac{4}{0{,}0007} = 6.000$ ampères environ ; on voit, qu'avec les courants de haute fréquence la loi de Ohm est absolument violée. La figure suivante montre l'illumination d'une lampe par l'induction d'un solénoïde traversé par des courants de haute fréquence sur deux simples spires de fil l'entourant. Les figures 73 et 74 montrent également la puissance des phénomènes de self-induction et d'induction.

Les courants de haute fréquence créent autour de leurs conducteurs un champ électrostatique de grande puissance, et, dès qu'on en approche des tubes de Tesla, ceux-ci s'illuminent fortement ; ces tubes sont simplement constitués par des tubes de verre fermés, sans électrode et dans lesquels on a fait un vide compris entre le vide de Geissler et le vide de Crookes; à plus forte raison, les tubes de Geissler munis d'électrodes s'illuminent dans le champ électrostatique ainsi créé. On augmente ces effets lumineux en reliant un des pôles à une surface métallique S (fig. 72), dont les dimensions doivent dépendre de la puissance de l'appareil. En reliant un des pôles au fil unique d'une lampe à incandescence spéciale L′ ce filament s'illumine aussitôt. Ces expériences peuvent d'ailleurs être variées à l'infini.

Avec les appareils de M. Ducretet des figures 51 et 53 et son transformateur de Tesla, à huile (fig. 55) on peut obtenir les effets résumés ci-après :

Avec une bobine de Ruhmkorff de 20 centimètres de longueur d'étincelles, celles de grande fréquence et de haute tension qui éclatent en E (fig. 55) sont très nourries, bruyantes, elles atteignent 8 à 10 centimètres de longueur. Ces effets sont considérablement augmentés avec des bobines plus fortes et avec l'alternateur *Al* (fig. 53). L'innocuité de ces courants est rendue évidente, avec ces puissants appareils, en approchant des tiges *mm′* de l'excitateur E (fig. 55), une poignée métallique tenue à la main : sans aucune sensation désagréable, il est ainsi possible de tirer des étincelles qui jaillissent sur la poignée métallique. Si on approchait simplement la main non munie de cette poignée métallique, l'étincelle de ces puissants appareils, jaillissant directement sur la peau, produirait une brûlure et une piqûre désagréables.

Avec les poignées métalliques de la figure 59 mises en contact avec les conducteurs *mm′* de l'excitateur E (fig. 55), il est possible d'allumer une ou plusieurs lampes à incandescence de 120 à 150 volts, le courant traversant également le corps d'un ou deux expérimentateurs qui doivent être légèrement isolés du sol en se plaçant sur un tabouret en bois. A la lampe à incandescence peut être substitué un tube de Tesla de 90 à 100 centimètres de longueur ; ce tube est sans électrode, le vide presque parfait y est fait sur l'acide carbonique. Tenu d'un bout à pleine main, par un premier opérateur mis en communication avec une des tiges de l'excitateur E (fig. 55), au moyen d'une poignée métallique, le tube de Tesla s'illumine, même si son autre extrémité reste libre ; mais son intensité lumineuse devient bien supérieure, si un deuxième opérateur saisit l'autre extrémité du tube et s'il se met en communication, comme le premier opérateur, par une poignée métallique, avec la deuxième tige de l'excitateur E. Il est possible de faire ainsi une chaîne de plusieurs personnes à condition de se placer sur un sol mauvais conducteur. L'opérateur, mis en communication d'une main avec une des tiges de l'excitateur E, et tenant de l'autre main le tube de Tesla, peut allumer un bec de gaz avec l'autre extrémité libre du tube sans ressentir aucune commotion. Des lampes de Tesla, contenant des substances fluorescentes et placées dans les mêmes conditions, deviennent très lumineuses.

En reliant l'une des tiges de l'excitateur E à une grande surface métallique isolée, suspendue à environ 2 mètres du sol, on pourra créer un champ électrostatique entre la plaque et le sol : tous les tubes de Geissler, Crookes, Tesla, placés dans ce champ s'illumineront sans être en communication avec l'appareil ni avec la plaque. L'effet sera maximum lorsque les tubes de Tesla seront tenus à la main, verticalement, par une extrémité, l'autre extrémité amenée au voisinage de la plaque. Il faut avoir soin de ne pas amener les tubes et les lampes de Tesla au contact des tiges de l'excitateur E, ni de la plaque de champ, car ils seraient percés par l'étincelle, qu'il faut éviter de faire jaillir en les tenant à une certaine distance. Ainsi, un certain nombre de tubes, pourront être allumés et l'effet produit est des plus curieux. Les expériences si remarquables de Tesla permettent donc la réalisation d'un nouveau mode d'éclairage *par la lumière froide.* En déplaçant le tube tenu à la main, plus ou moins rapidement de droite à gauche et *vice-versa*, l'intermittence du courant est mise en évidence par la multiplicité des images du tube lumineux ainsi agité et observé dans l'obscurité. La méthode stroboscopique peut être appliquée pour observer cette intermittence.

La tension du courant le long des fils émergeant du circuit secondaire *cc'* fixés à l'excitateur E, est si grande que l'on observe, dans l'obscurité, une illumination et des aigrettes du plus bel effet. Si ces fils, partant de E, sont isolés à leur autre extrémité, et sont tendus parallèlement, au voisinage l'un de l'autre, à une distance que l'étincelle ne peut pas franchir, on observe une véritable nappe de feu et il se produit, en même temps, une quantité d'ozone telle qu'en quelques minutes son odeur caractéristique se répand dans toute la salle.

En employant un condensateur possédant des armatures de grandes dimensions, les étincelles qui jaillissent en E deviennent extrêmement vives et bruyantes ; elles atteignent 28 et 30 centimètres de longueur, et elles se divisent en nombreux traits dont la forme rappelle celle des éclairs. Ces étincelles permettent de reproduire certains effets que l'on constate dans les coups de foudre. En reliant les boules de l'excitateur E aux extrémités d'un bâton de bois, d'environ 20 centimètres de longueur, l'étincelle se fraye un chemin tantôt à la surface du bois, tantôt en suivant des veines intérieures et en décrivant des sinuosités capricieuses ; en quelques secondes le bois lance des flammes de tous côtés en présentant une ligne de points incandescents et finit par se déchiqueter. En coupant ce bois en deux parties dans le sens de la largeur on retrouve à l'intérieur le passage des étincelles.

Les effets physiologiques des courants de haute fréquence ne sont pas moins curieux. En 1881, M. Ward avait déjà constaté qu'une bobine d'induction, actionnée par un interrupteur très rapide, produisant 6.000 interruptions par seconde, donnait des étincelles inoffensives ; les courants de haute fréquence, produits par les appareils que nous avons décrits, présentent la même innocuité sur le corps des animaux et de l'homme ; on peut ainsi faire traverser le corps par des

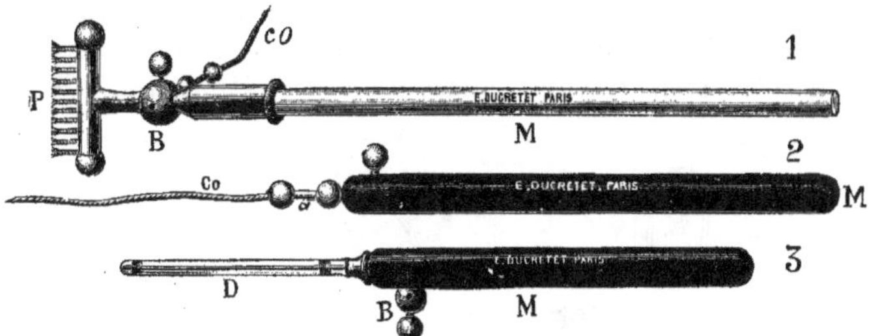

Fig. 75. — Excitateurs pour courants de haute fréquence.

décharges d'une intensité considérable capable d'illuminer plusieurs lampes à incandescence sans ressentir la plus petite commotion ; la seule précaution à prendre est de ne pas faire jaillir l'étincelle directement sur la peau afin d'éviter la brûlure qui pourrait en résulter, il faut, dans ce cas, interposer simplement un objet métallique.

Les courants qui traversent ainsi le corps, s'ils ne produisent aucune commotion, n'en font pas moins subir à l'organisme des effets qui peuvent être utiles en thérapeutique, comme l'a démontré M. d'Arsonval. On peut faire agir ces courants de différentes manières ; c'est ainsi que le Dr Oudin utilise les effluves produites par son résonateur et agissant sur certaines parties du corps ; cette action est obtenue à l'aide d'excitateurs de modèles divers dont la figure 75 représente quelques types ; le premier de ces appareils est un pinceau métallique fixé au bout d'un manche isolant, relié par le conducteur CO à l'extrémité supérieure B (fig. 65) du résonateur et destiné à être promené en présence de la partie du corps à traiter ; le dernier de ces excitateurs, construit sur les indications de M. Doumer, est constitué par un fil métallique entouré d'une enveloppe de verre D relié par la borne B au résonateur et destiné au traitement de la fissure sphinctéralgique. La forme de ces appareils peut d'ailleurs varier à l'infini, suivant leurs applications.

M. d'Arsonval préfère employer des solénoïdes qui agissent par induction sur la partie du corps ou le corps entier qui se trouve placé dans l'intérieur de leurs spires ; il donne le nom d'autoconduction à ce mode de traitement. Le solénoïde S de la figure 56, construit par M. Ducretet est constitué d'un tube en ébonite de diamètre assez grand pour y introduire le bras ; il est, de plus, muni de glaces de fermeture et de trous pour la circulation de l'air, afin de permettre d'introduire un animal à l'intérieur de ses spires et d'étudier l'influence des courants sur son organisme.

Pour mettre en évidence les courants induits qui peuvent prendre naissance, tant à l'intérieur qu'à l'extérieur de ce solénoïde, on fait usage d'appareils (fig. 76) formés d'une seule spire de fil de cuivre

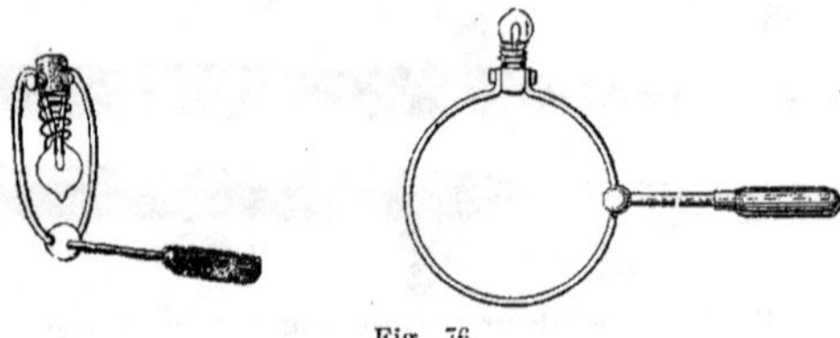

Fig. 76.

portant une lampe à incandescence de 15 à 20 volts ; dans les deux cas, dès qu'elle est introduite à l'intérieur à l'aide du premier appareil ou placée à l'extérieur à l'aide du second, cette lampe brille avec éclat sous l'influence des courants de haute fréquence qui circulent dans le solénoïde.

Pour employer l'autoconduction sur l'ensemble du corps, il faut l'enfermer dans un solénoïde de dimension suffisante, suspendu à une poulie et pouvant à volonté se replier pour permettre l'introduction et le départ de la personne traitée.

M. Gaiffe construit sur le même principe des lits entourés d'un vaste solénoïde et où les malades peuvent recevoir sans fatigue l'action des courants de haute fréquence. Il construit également sur les indications de M. d'Arsonval le fauteuil représenté par la figure 77 et destiné aux

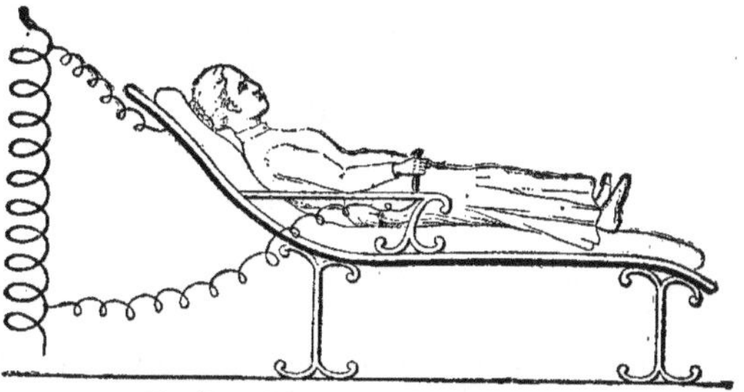

Fig. 77. — Lit condensateur de M. Gaiffe.

applications des courants par condensation ; le sujet, dans ce cas, constitue une armature d'un condensateur et se trouve isolé par un coussin isolant d'une feuille métallique formant la seconde armature.

APPLICATIONS DES COURANTS DE HAUTE FRÉQUENCE (1). — Les premières applications des courants de haute fréquence à la thérapeutique furent faites par d'Arsonval et Charrin en 1892 puis par Oudin en 1894. Depuis leur étude a tenté un nombre considérable d'expérimentateurs et d'électrothérapeutes, et si l'étendue de leur action a été très exagérée souvent, elle est indéniable dans certains cas. Nous étudierons cependant brièvement les maladies dans lesquelles la haute fréquence donne (ou semble donner pour certains) de bons résultats.

Les courants de haute fréquence ont été employés soit dans les maladies générales, soit dans des affections locales et alors à l'aide de l'effluve de haute fréquence, ou de l'étincelle, par l'intermédiaire du résonateur.

Par l'étincelle condensatrice on peut faire une **révulsion** meilleure qu'avec les pointes de feu et qu'on peut renouveler souvent au même point.

L'effluve améliore (et guérit même) le **lupus érythémateux**, surtout dans sa forme aberrante, superficielle. L'électrode condensatrice donne encore de meilleurs résultats : on commence par agir sur la périphérie pour circonscrire le mal et on promène l'électrode sur les parties

(1) A cause de l'actualité de la question, les auteurs ont cru devoir donner à la description des appareils producteurs de Haute Fréquence et à sa théorie une bien plus grande place que ne le justifierait l'importance de ses applications médicales.

malades en interrompant le courant de temps en temps à cause de l'échauffement du verre. Pour l'intensité et la durée des séances, on se base sur la réaction des téguments. L'effluve ne doit provoquer aucune douleur, la réaction consécutive doit être suffisante, mais pas trop vive. Il se forme au bout de quelques jours des croûtelles qui tombent, laissant au-dessous d'elles une surface rose et luisante qui, après chaque application, se rapproche de plus en plus de la normale jusqu'à la guérison : vers la fin du traitement, on espace les séances et on diminue l'intensité.

Les résultats sont beaucoup moins bons dans le traitement du *lupus tuberculeux.*

Dans les **prurits localisés**, l'effluvation de haute fréquence donne le plus souvent de bons résultats ainsi que dans les **eczémas** : séances trois fois par semaine ou tous les jours. La durée de l'éruption du **zona** est souvent abrégée par l'effluve, en même temps que les phénomènes douloureux s'amendent. Bergonié a également traité des **angiomes plans** à l'aide de l'aigrette mêlée de petites étincelles.

L'étincelle du résonateur donnerait d'excellents résultats dans le traitement des **petits épithéliomas** cutanés de la face.

De Keating-Hart d'une part et Rivière de l'autre [1] préconisèrent l'emploi de la **fulguration** (le mot est de Pozzi, celui de *sidération* avait d'abord été employé par de Keating-Hart) par les étincelles de haute fréquence dans le traitement du **cancer**.

L'électrode est une tige conductrice pénétrant dans un cylindre isolant, dont on peut régler la distance à l'extrémité de ce cylindre.

L'application est soit *monopolaire* (un résonateur ordinaire et une seule électrode), soit *bipolaire* (deux électrodes unies à un résonateur bipolaire, ou à deux résonateurs).

L'action est destructive des parties cancéreuses; puis il y a élimination d'eschares et cicatrisation. Si les tissus à détruire sont très étendus, l'action est combinée à celle du chirurgien qui enlève au bistouri les tissus sidérés par le courant de haute fréquence. L'étincelle recueillie aux bornes du petit solénoïde qu'est le résonateur d'Oudin, a d'abord sur les tissus un pouvoir vaso-constricteur puis modifie l'aspect de ces tissus et facilite le décollement des parties cancéreuses des parties saines, décollement qu'achèvera le temps chirurgical de l'opération. Dans un troisième temps de nouvelles étincelles viennent faire l'hémostase sur toutes les parties sectionnées.

(1) Rivière employa le premier le procédé, mais de Keating-Hart dit que l'originalité du sien réside 1° Dans l'emploi des étincelles longues ; 2° Dans l'association de la Haute Fréquence avec la Chirurgie.

Des eschares se forment, puis tombent et la cicatrisation se fait, plus lente cependant que lors d'une intervention chirurgicale simple. Le résultat final de la fulguration est encore très discuté.

Tout dernièrement (1909) le Dr Doyen a fait les expériences d'*électro-coagulation* dans le *cancer* qui ont semblé donner de meilleurs résultats.

Quelques séances de haute fréquence suffisent souvent à amener l'amélioration des phénomènes consécutifs et douloureux dûs aux **hémorrhoïdes** (séances quotidiennes de trois à cinq minutes), à l'aide de l'électrode condensatrice ; mais celle-ci donne surtout de bons résultats dans le traitement de la **fissure sphinctéralgique**, triomphe de la haute fréquence. L'électrode est introduite, bien vaselinée, dans l'anus où si elle ne pénètre pas immédiatement à cause de la contracture, celle-ci cédera bientôt après que le courant passera. (Doumer préfère une électrode conique, à pointe mousse, métallique, en cuivre ou en argent.) « L'intensité utile est assez facile à déterminer lorsqu'on emploie l'électrode à manchon de verre. Prenant le manchon à pleine main, on règle le résonateur depuis l'intensité minime jusqu'à ce que, dans la partie vide, annulaire, de l'électrode, on aperçoive une lueur violette ne produisant aucune sensation désagréable.

« L'application ne détermine aucune douleur, et les malades accusent uniquement une légère sensation de chaleur au fondement. Si cette sensation devenait insupportable, il faudrait arrêter quelques instants le courant, de manière à permettre au verre de l'électrode de se refroidir.

« Chaque séance aura une durée de trois à six minutes environ.

« Le nombre et la fréquence des séances varient pour chaque malade et dépendent principalement de la rapidité de l'amélioration obtenue. Un soulagement notable se montre presque toujours après la première ou la deuxième séance, et les séances ultérieures ne font que parfaire le résultat obtenu » (Zimmern).

Appliquée localement, la haute fréquence donne également des résultats dans le traitement de l'élément douleur dans les **arthrites chroniques**, le **rhumatisme chronique**, les **névrites**.

Les courants de haute fréquence agissent puissamment pour augmenter l'intensité des combustions organiques, aussi d'après d'Arsonval les a-t-on appliqués aux **maladies par ralentissement de la nutrition**, diabète, goutte, rhumatisme, obésité ; mais ces traitements n'ont pas encore fait suffisamment leurs preuves.

Moutier s'est fait le propagateur de l'heureuse action de la haute fréquence, par l'auto-conduction indiquée par d'Arsonval, dans le traitement de l'artériosclérose, par abaissement de la tension artérielle. Or dans ses premières expériences, d'Arsonval disait que la pression artérielle était tantôt diminuée, tantôt augmentée (1896). Moutier confirme ces résultats au même moment, et obtient surtout des élévations de la tension (communication à l'Académie des Sciences, 1896), et depuis, la plupart des expérimentateurs notent cette augmentation par la haute fréquence. En 1899, Moutier dit qu'il abaisse la tension sanguine dans les cas d'hypertension permanente. En 1902, il l'abaisse de 1 à 2 centimètres et elle remonte dans l'intervalle des séances, mais pas au même niveau cependant que précédemment ; à chaque séance il gagne du terrain. En 1904, il obtient des abaissements de 3 à 6 centimètres de mercure en quelques minutes, puis aux séances ultérieures l'abaissement qui ne s'était pas maintenu complètement, comme dans ses expériences précédentes, fait également des progrès. Il obtiendrait toujours cet abaissement chez les hypertendus et jamais chez ceux qui ont une pression normale ou au-dessous de la normale.

Mais si ces résultats sont constants, bien que les premières expériences faites n'aient pas semblé les faire prévoir, et si on abaisse toujours la tension artérielle chez les hypertendus, est-ce bien une raison pour appliquer ce traitement à l'artériosclérose, et comme le fait observer M. Huchard, une médication qui s'adresse à un seul symptôme n'est pas suffisamment scientifique. De plus et surtout, il est souvent dangereux d'abaisser brusquement la tension artérielle chez un artérioscléreux : c'est quelquefois chez ces malades une façon de déterminer la mort.

CINQUIÈME PARTIE

APPENDICE

Applications de l'Électricité à différents usages se rapportant à la Médecine.

En dehors des applications purement médicales de l'électricité, il est d'autres cas où l'électricité est employée : telles sont ses applications pour la galvanocaustique thermique et pour l'éclairage de certains organes. Ici, l'électricité n'agit pas par son action physiologique sur le corps humain, mais se contente modestement de mettre à la disposition du médecin des moyens d'action pratiques perfectionnés, permettant d'opérer avec le maximum de commodité et, par suite, de chance de succès ; aussi, bien que ces applications ne rentrent pas habituellement dans le cadre des traités d'électrothérapie, nous avons cru devoir signaler leur emploi en terminant.

On a donné le nom de galvanocaustique thermique aux cautérisations produites par un fil ou une lame de platine porté au rouge par le passage d'un courant électrique. Cette application de l'électricité n'a donc aucun rapport avec la galvanocaustique chimique ou électrolyse, qui consiste dans l'action chimique et électrolytique des courants électriques de faible intensité sur les tissus organiques.

Les avantages du galvanocautère sont considérables ; il permet d'introduire l'appareil cautérisant à froid dans les organes, de le porter instantanément au rouge par la simple pression d'un bouton, de régler sa température avec une grande précision à l'aide d'un rhéostat et d'arrêter rapidement l'incandescence par la suppression du passage de courant ; de telle sorte que l'appareil, étant introduit et retiré à froid, ne laisse courir aucun risque de brûlure d'une autre partie que celle où il doit agir. De plus, la quantité de chaleur employée est relativement faible, localisée au point où elle est utile, et ne donne pas lieu, comme certain appareil à chauffage par l'air carburé, à un rayonnement intense et particulièrement gênant.

GALVANOCAUTÈRES. — La forme des galvanocautères peut être naturellement variée à l'infini, suivant le genre d'opérations auxquelles ils sont destinés ; nos figures 78 à 80 montrent cette variété de forme ; les cautères (fig. 78 et 79) sont destinés à la cautérisation des amyg-

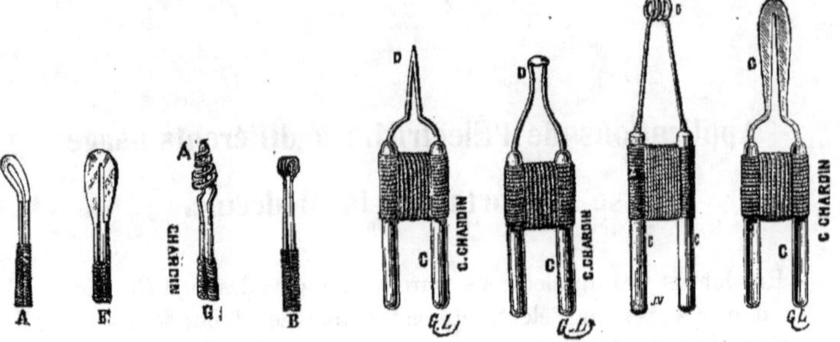

Fig. 78. — Cautères divers. Fig. 79. — Cautères pour la bouche.

dales ; les cautères de la figure 80, de plus grande dimension, servent pour l'application des pointes de feu et la cautérisation des plaies ; les petits cautères servent aux opérations des yeux.

Les cautères sont, en somme, constitués par un fil de platine de grosseur, de longueur et de forme très variées ; ce fil peut être aplati, enroulé en spirale, replié plusieurs fois sur lui-même, etc. ; il est enchâssé, à ses extrémités, dans une monture métallique qui s'adapte pour l'usage dans des manches isolants reliés eux-mêmes à la source d'électricité et portant l'interrupteur susceptible de fermer le circuit ou d'interrompre le courant. La figure 81 représente le manche porte-cautères de M. Gaiffe ; le cautère C est fixé à l'aide des vis B,B′ sur des tiges qui traversent le manche isolant M et aboutissent en A,A′ aux conducteurs amenant le courant électrique ; un bouton P commande un levier oscillant qui établit ou supprime la communication.

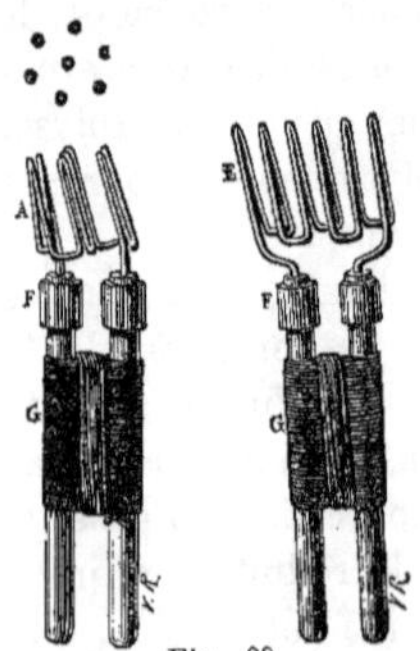

Fig. 80.
Cautères pour la peau.

Pour l'ablation des polypes, tumeurs, etc., on emploie ordinairement un simple fil de platine de faible diamètre, formant une petite boucle qui entoure la base de la tumeur et dont on diminue le diamètre petit à petit, jusqu'à l'ablation complète. On utilise, pour effectuer pratiquement cette petite opération, un appareil appelé anse et dont la figure 82 représente l'un des modèles de M. Chardin, qui permet d'opérer d'une seule main ; le fil de platine O, formant boucle, est

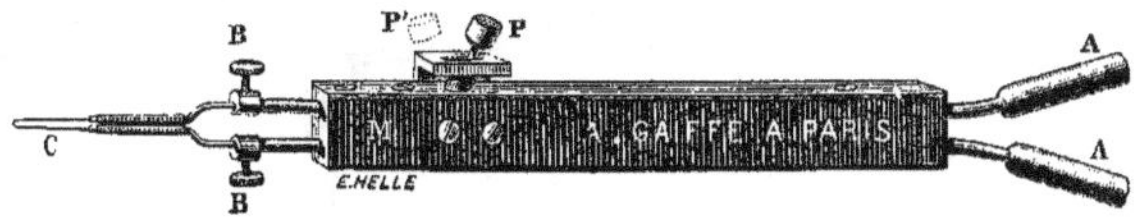

Fig. 81. — Manche porte-cautères de M. Gaiffe.

guidé par les tubes L fixés dans le manche spécial par les vis MN ; en sortant de ces tubes, les deux extrémités du fil de platine viennent se fixer sur une petite traverse B par les vis CC' ; une bague I est fixée sur cette traverse ; c'est en faisant traction sur cette bague à l'aide d'un seul doigt, que l'opérateur réduit le diamètre de la boucle ; une gâchette F, qu'il peut actionner par un autre doigt, agit sur un interrupteur qui provoque le passage du courant nécessaire à l'échauffement de la boucle de platine. Le modèle de M. Gaiffe (fig. 83) présente une disposition analogue et fonctionne d'une manière identique.

La figure 84 représente un modèle différent de M. Chardin ; le rétré-

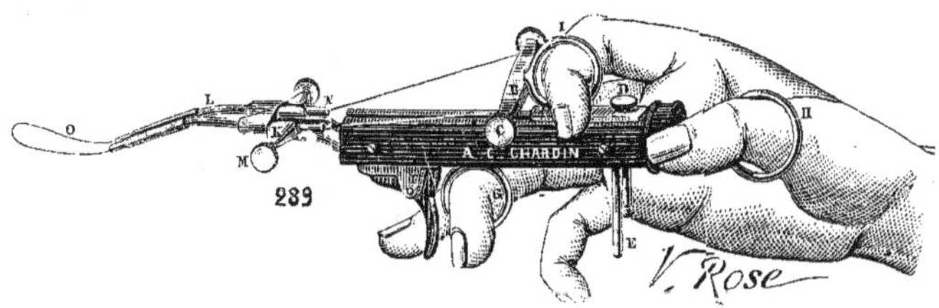

Fig. 82. — Porte-anse de M. Chardin.

cissement de la boucle de platine s'opère par l'entremise du levier CD, à l'aide duquel on peut, avec un effort très minime, opérer une action très forte ; en A se trouve l'interrupteur du courant.

Enfin, sur les indications du docteur Ruault, M. Radiguet construisit l'anse représentée par la figure 85, qui comporte un intéressant perfectionnement. Au fur et à mesure que la boucle de platine qui entoure le fragment dont il s'agit de faire l'ablation se rétrécit sous l'action des doigts de l'opérateur, sa résistance diminue et, par

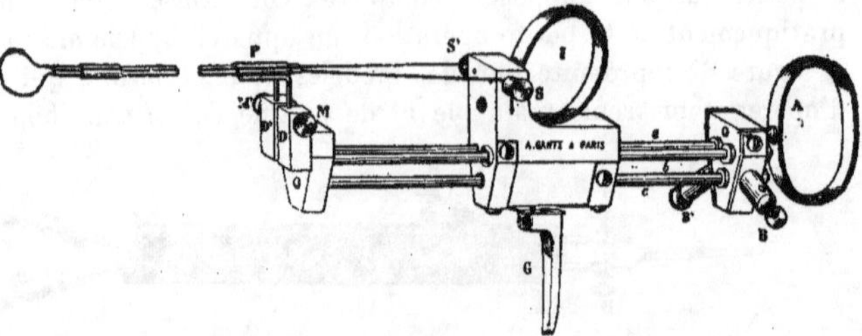

Fig. 83. — Manche à glissière pour anse de M. Gaiffe.

suite, l'intensité du courant qui la traverse augmente et fait varier sa température ; or, il est utile, pour obtenir de bons résultats, d'avoir une boucle toujours à la même température, ce qui ne peut s'obtenir

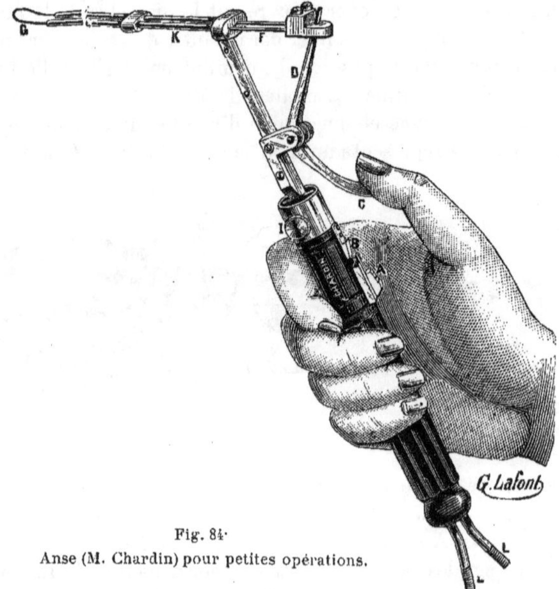

Fig. 84.
Anse (M. Chardin) pour petites opérations.

dans les appareils ordinaires que par l'emploi d'un aide agissant sur un rhéostat et introduisant des résistances dans le circuit, au fur et à mesure que l'opérateur diminue les dimensions de la boucle de platine ; si cet aide manque d'habitude, il peut, d'ailleurs, par son action sur le rhéostat, rendre encore plus variable la température du fil de platine. C'est pour remédier à ce grave inconvénient que fut réalisé le modèle de la figure 85 dans lequel la température du fil est maintenue constam-

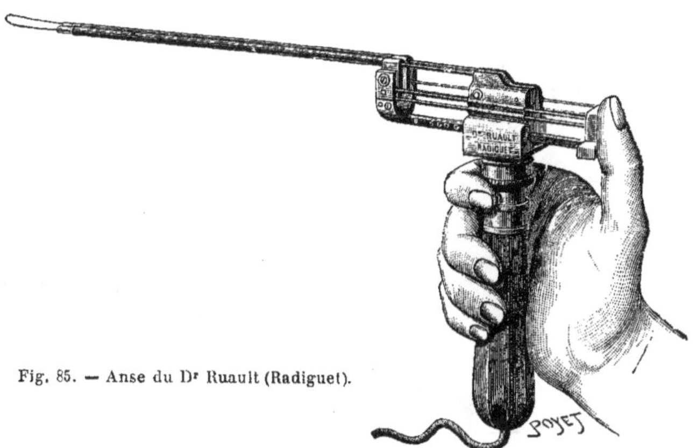

Fig. 85. — Anse du Dr Ruault (Radiguet).

ment égale par l'introduction automatique de résistance dans le circuit proportionnellement à la longueur du fil de platine formant la boucle active ; dans cet appareil, le fil de platine est fixe et ce sont les tubes-guides qui avancent sous l'action du doigt de l'opérateur ; dans ce mouvement, les fils amenant le courant à ces tubes et formant résistances s'allongent de manière à maintenir uniforme la résistance totale du circuit et, par suite, la température constante.

Citons encore le manche spécial (fig. 86) construit par M. Chardin

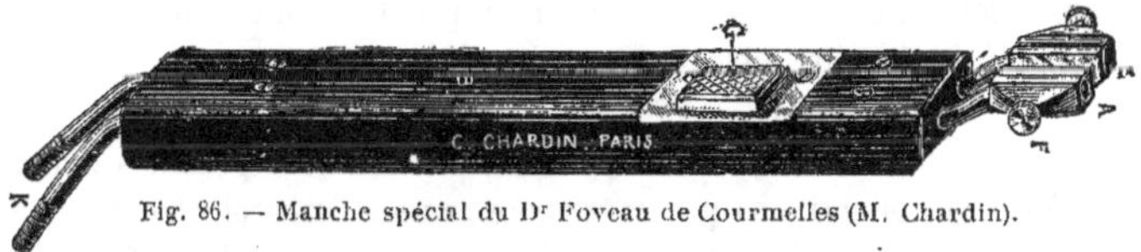

Fig. 86. — Manche spécial du Dr Foveau de Courmelles (M. Chardin).

sur les indications de M. Foveau de Courmelles et permettant de cautériser des points malades que l'on ne peut pas voir. Une manette G permet simplement de mettre en communication le cautère, à volonté avec l'un des pôles d'un courant continu de faible intensité destiné à reconnaître les parties malades, l'autre pôle étant amené à une partie voisine du corps, ou avec les conducteurs du courant de grande intensité qui le portent au rouge pour la cautérisation proprement dite. En effet le passage d'un courant de faible intensité (quelques mA) produit simplement une action désagréable sur les parties saines de l'organe malade, l'utérus par exemple, mais dès que le cautère arrive en contact avec une partie malade la sensation devient douloureuse ; on est ainsi prévenu que l'appareil se trouve à l'endroit malade et il suffit de le porter au rouge par déplacement de la manette amenant le courant de grande intensité pour opérer la cautérisation au point voulu.

Certaines opérations peuvent présenter une difficulté relative avec les anses que nous venons de décrire ; on peut alors utiliser le dispo-

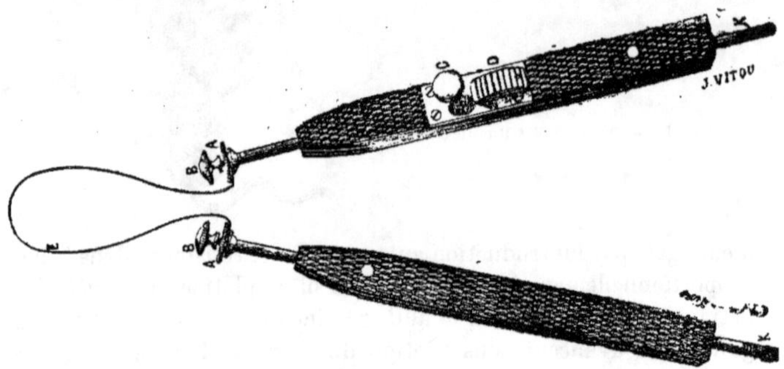

Fig. 87. — Porte-fils de M. Chardin.

sitif de M. Chardin à deux manches de la figure 87 ; il est naturellement nécessaire dans ce cas de se servir des deux mains ; l'interrupteur CD permet de faire circuler ou d'interrompre le courant dans le fil de platine E dont la longueur est variable.

Piles pour galvanocautères. — Les piles utilisées pour les galvanocautères ne doivent pas présenter une grande force électromotrice, la résistance à vaincre étant très faible, mais, en revanche, elles doivent pouvoir débiter des courants d'intensité relativement grande. On emploie presque toujours des batteries au bichromate de potasse d'un ou deux éléments ; on règle l'intensité du courant en immergeant plus ou moins les électrodes.

La figure 88 représente une batterie fixe au bichromate de potasse de M. Chardin spécialement destinée à l'alimentation des cautères et des lampes médicales ; un volant spécial permet de régler l'intensité

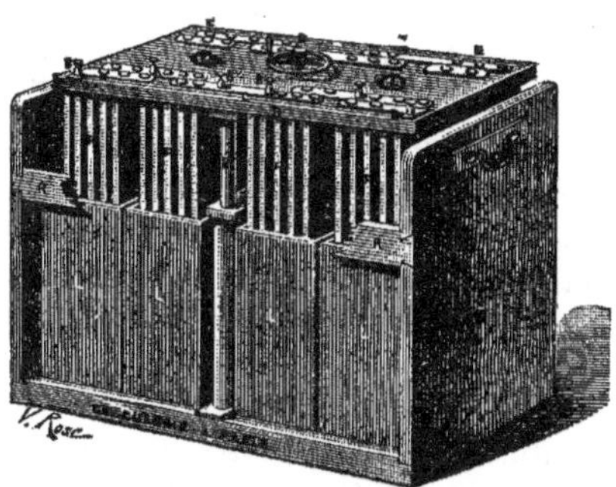

Fig. 88. — Batterie fixe au bichromate de M. Chardin.

du courant en faisant varier l'immersion des zincs et des charbons. La figure 89 est une pile au bichromate d'un modèle portatif, du

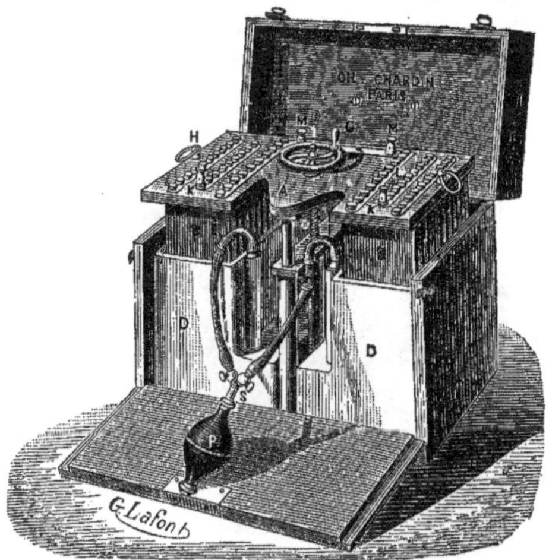

Fig. 89. — Batterie portative au bichromate de M. Chardin.

même constructeur ; les vases des éléments sont en porcelaine à deux compartiments superposés ; pour le transport le liquide actif se trouve dans les compartiments inférieurs ; pour la mise en activité de l'appareil, ce liquide est refoulé dans les compartiments supérieurs par la pression de l'air insufflé à l'aide d'une poire de caoutchouc P ; le réglage de l'intensité du courant se fait encore comme dans le cas précédent à l'aide d'un volant agissant sur une vis qui soulève plus ou moins les électrodes. Pour les pays chauds où le caoutchouc s'altère rapidement, M. Chardin remplace la poire d'insufflation par une petite pompe métallique.

On peut également utiliser avec grand avantage des accumulateurs ; dans ce cas, l'intensité du courant est réglée à l'aide d'un rhéostat.

Pour l'alimentation des galvanocautères et des lampes médicales les courants alternatifs sont plus avantageux que les courants continus parce qu'ils se prêtent avec la plus grande facilité à une transformation de tension. Il suffit pour cela d'employer des petits transformateurs analogues à ceux utilisés dans l'industrie.

En revanche, pour l'alimentation des bobines d'induction, certaines formes d'action directe sur l'organisme et surtout l'électrolyse ne peuvent être utilisées ; il est alors nécessaire de les transformer en courant continu dans un transformateur tournant.

Les transformateurs, employés pour modifier simplement la tension des courants alternatifs sans en changer la nature, sont constitués d'un enroulement primaire recevant le courant du secteur et d'un

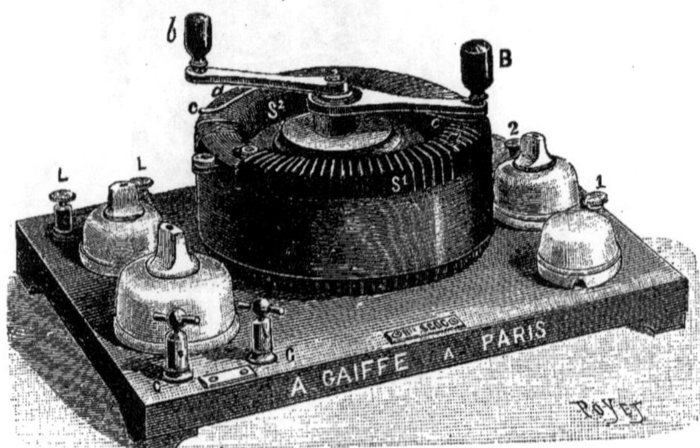

Fig. 90. — Transformateur.

enroulement secondaire dont la longueur et la grosseur sont calculées suivant la tension à obtenir, un noyau de fer doux augmente la puissance inductive du premier courant.

Le modèle adopté par M. Gaiffe pour l'électricité médicale (fig. 90) permet à tout médecin abonné à un secteur à courants alternatifs de faire de la lumière et du cautère même simultanément ainsi que du courant sinusoïdal. Ce transformateur est à circuit magnétique fermé, c'est-à-dire que le noyau de fer doux forme un circuit magnétique complet fermé sur lui-même ce qui augmente le rendement de l'appareil. Le circuit primaire est enroulé directement sur le noyau de fer doux ; il est recouvert de deux circuits secondaires $S'S^2$ de grosseur et de longueur différentes, donnant par suite deux courants de tension également différente, l'un destiné à l'alimentation des cautères et l'autre à l'alimentation des lampes médicales ou à l'électrisation sinusoïdale directe. La partie supérieure de ces deux circuits est dénudée et l'on peut à l'aide de deux manettes B, *b* ne prendre que le nombre de spires actives dont on a besoin pour obtenir une tension donnée. La manette B correspond au circuit à cautère et ne peut aller au delà du circuit secondaire à gros fil ; la manette *b* règle le circuit à lumière mais peut parcourir tout l'appareil pour obtenir le maximum de voltage pour l'électrisation sinusoïdale.

On peut ainsi obtenir avec le circuit à cautère un courant variant entre 0 à 8 volts et 0 à 30 ampères ; avec le circuit à lumière le courant varie entre 0 à 20 volts et 0 à 2 ampères ; et enfin avec la combinaison des deux circuits on obtient un courant variant entre 0 à 28 volts et 0 à 2 ampères.

Cet appareil est largement suffisant pour tous les usages médicaux auxquels il est destiné. En effet les cautères employés en médecine prennent de 2 à 3 volts et de 10 à 30 ampères ; les anses galvaniques seules nécessitent jusqu'à 8 volts avec la même intensité que les cautères. Les lampes d'explorations absorbent de 2 à 10 volts et 0,5 à 1,5 ampère ; dans les projecteurs on emploie des lampes plus puissantes mais qui ne dépassent jamais 16 volts et 2 ampères. Enfin pour les courants sinusoïdaux les maxima sont employés dans les bains hydro-électriques dans lesquels il suffit de 20 volts pour obtenir 100 à 125 mA.

Quant à la consommation de cet appareil elle est à vide, c'est-à-dire lorsque le courant est fermé sur le primaire sans qu'on utilise le secondaire, de 0,2 ampère et comme par suite de la self-induction le décalage entre l'intensité et la force électromotrice alternative est considérable on peut estimer à 14 watts la dépense ; soit environ 0 fr. 02 par heure.

En pleine charge, c'est-à-dire avec un cautère nécessitant 8 volts et 30 ampères, marchant simultanément avec une lampe de 16 volts et 2 ampères, au total de $8 \times 30 + 2 \times 16 = 272$ watts, l'intensité dans le primaire est de 3 ampères environ, le décalage étant très réduit, on peut estimer à 330 watts la dépense, soit 0 fr. 50 par heure.

Nous ferons remarquer de plus que si après extinction des appareils d'utilisation on oubliait de rompre le circuit primaire on n'aurait perdu au bout de vingt-quatre heures que 330 watts ou 0 fr. 50.

L'appareil que nous venons de décrire est un instrument de cabinet peu transportable ; M. Gaiffe construit également un appareil du même genre mais de plus petites dimensions et de moindre puissance ; ce modèle peut donner avec le gros circuit secondaire un courant

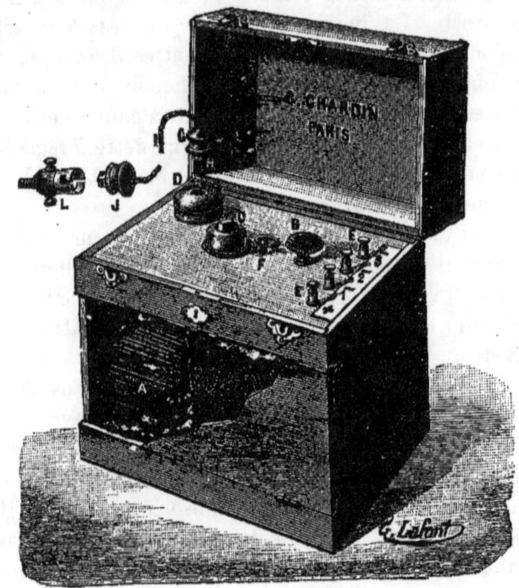

Fig. 91. — Transformateur.

maximum de 7 volts et 12 ampères, avec le circuit secondaire à fil fin un courant maximum de 18 volts et 2 ampères.

Cette puissance suffit d'ailleurs pour toutes les opérations qu'on peut être appelé à faire au dehors dans la pratique courante chez un malade possédant une installation à courants alternatifs. Ce petit modèle dépense à vide environ 0,2 ampères soit 0 fr. 02 à l'heure et en pleine charge 1 ampère soit environ 0 fr. 15 par heure.

Le grand modèle peut se brancher à la place d'une lampe de

32 bougies et le petit modèle à la place d'une lampe de 10 ou 16 bougies. Le courant arrivant par les bornes 1 et 2 traverse deux coupe-circuit et un commutateur qu'il suffit de tourner pour mettre l'appareil en marche. Le courant pour les cautères se recueille aux bornes C,C et le courant sinusoïdal et de lumière aux bornes L,L. Chacun de ces courants se gradue à l'aide des manettes B,*b* comme il est dit plus haut. On pourrait naturellement construire des transformateurs possédant un plus grand nombre de circuits secondaires afin de posséder encore une plus grande variété de courants.

M. Chardin construit un transformateur analogue pour les courants alternatifs ; cet appareil (fig. 91) est enfermé dans une boîte spéciale et est facilement transportable.

Pour les usages nécessitant un courant continu on peut employer les courants alternatifs pour alimenter un électromoteur qui commande à son tour une petite dynamo engendrant le courant continu à la

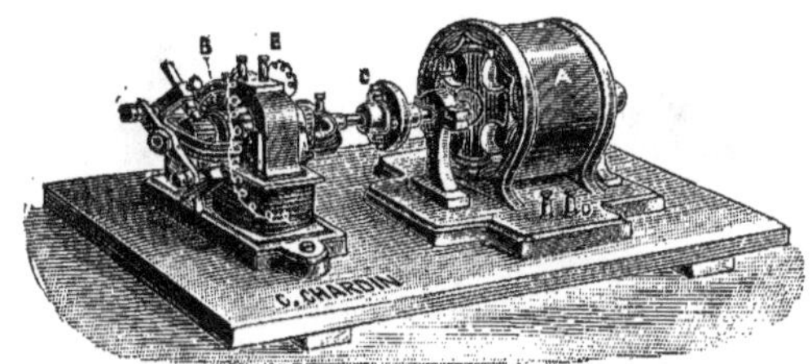

Fig. 92. — Transformateur de courants alternatifs en courant continu.

tension voulue ; ce courant peut alors être employé directement ou pour charger des accumulateurs. La figure 92 présente une installation de ce genre réalisée par M. Chardin ; l'électromoteur A à courants alternatifs entraîne par un accouplement C la dynamo à courant continu B.

Ce dernier dispositif est également celui qui convient lorsque l'on dispose d'une distribution par courants polyphasés.

ÉCLAIRAGE DES CAVITÉS. — L'électricité met encore à la disposition des médecins un système extrêmement commode d'éclairage des cavités du corps humain, permettant d'explorer ces cavités avec facilité et de voir des organes qui autrefois étaient absolument placés à l'abri du regard. Les lampes électriques à incandescence possèdent en effet toutes les qualités requises pour ce mode d'éclairage : grande intensité sous petit volume, très faible dégagement de chaleur,

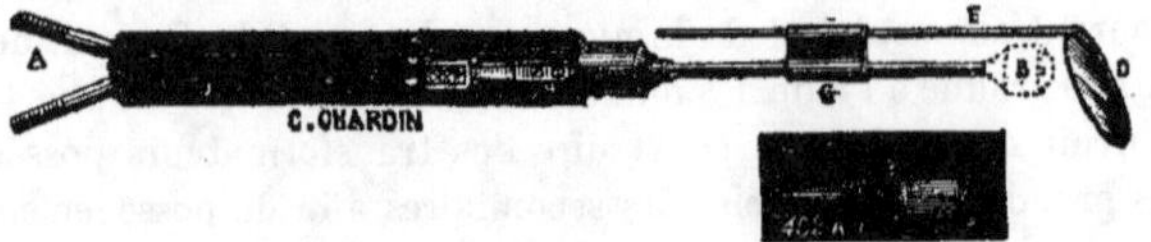

Fig. 93. — Laryngoscope de M. Chardin.

grande facilité d'extinction et d'allumage instantanés. Aucun autre moyen d'éclairage ne pourrait donc rivaliser sur ce terrain avec l'éclairage électrique.

On arrive aujourd'hui à construire des petites lampes à incan-

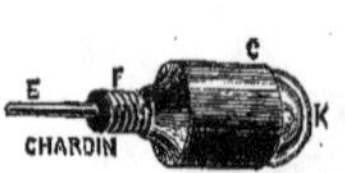

Fig. 94. — Lampe.

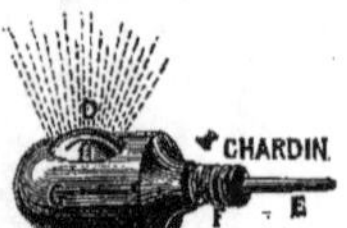

Fig. 95. — Lampe.

descence de volume extrêmement restreint et de formes variées se prêtant à merveille aux multiples besoins de la science médicale. Un habile souffleur de verre, M. Grisel a pu réaliser dans cet ordre d'idées

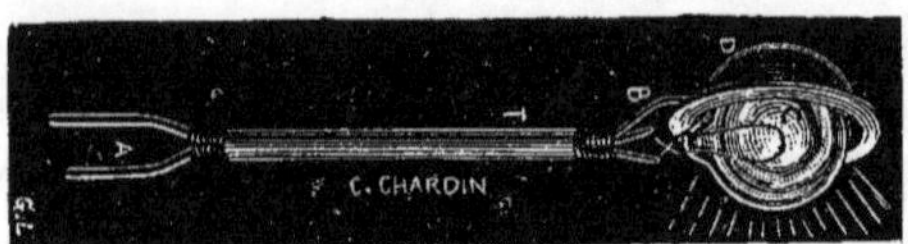

Fig. 96. — Lampe à réflecteur.

des lampes minuscules qui se distinguent par leur petite taille, leur intensité lumineuse et leur durée. Nous allons voir le parti que l'on peut tirer de ces intéressantes sources de lumière.

Appareils d'éclairage. — Les premiers appareils d'éclairage construits sur ce principe par M. Trouvé, étaient simplement constitués d'un filament de platine porté à l'incandescence par un courant électrique ou d'une petite lampe à incandescence placée au foyer d'un réflecteur parabolique ; le tout était supporté par un manche portant un interrupteur R et le rayon lumineux produit était dirigé vers la partie à éclairer. Introduit dans la bouche cet appareil permettait d'examiner par transparence la constitution des dents. La figure 93 représente un laryngoscope analogue de M. Chardin; la lampe (fig. 94) entourée d'un cylindre de métal n'émet des rayons qu'à sa partie extrême et ces rayons sont renvoyés sur la partie à examiner par le miroir D dont la tige peut être plus ou moins allongée. La lampe employée peut dans certains cas être disposée comme l'indique la figure 95, l'enveloppe métallique est percée d'une fenêtre D pour diriger les rayons lumineux sur le côté. La figure 96 représente une lampe analogue placée au centre d'un réflecteur et destinée à être fixée par ses conducteurs sur un manche à cautère.

MM. Hélot et Trouvé ont perfectionné cette disposition en plaçant la lampe dans un cylindre métallique dont les bases sont constituées d'une part par un réflecteur et d'autre part par une lentille convergente qui concentrent dans une direction déterminée les rayons

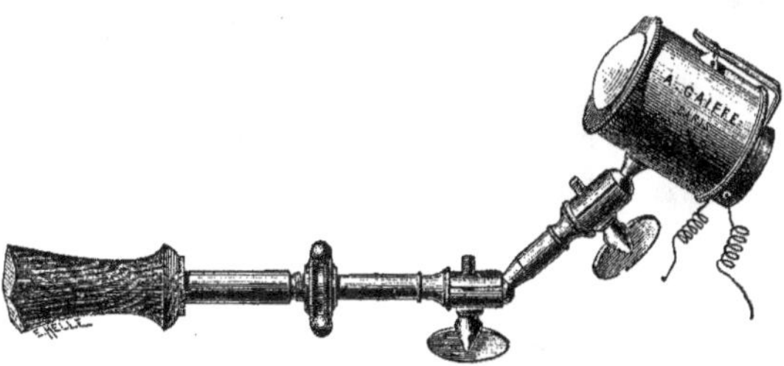

Fig. 97. — Photosphore de M. Gaiffe.

lumineux. Cet appareil peut être disposé sur des manches articulés comme l'indiquent les figures 97 et 98 représentant des dispositifs analogues adoptés par MM. Chardin et Gaiffe. On peut avantageusement disposer l'appareil (fig. 99) de manière à adapter autour de la lampe, suivant l'éclairage à obtenir, une série d'enveloppes de formes différentes L, M, N, O.

M. Chardin a également créé plusieurs dispositifs de lampes d'éclairage frontales représentés par les figures 100, 101 et 102. Dans le premier la lampe est simplement disposée au foyer d'un miroir sphé-

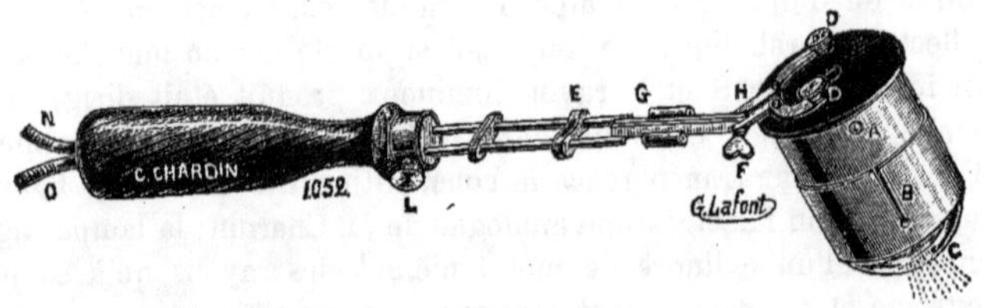

Fig. 98. — Photosphore de M. Chardin.

rique soutenu au niveau des yeux par un ressort contournant le crâne de l'opérateur ; dans le second la lampe se place à une hauteur variable par le pliage de sa tige qui peut être courbée à volonté, l'enveloppe de la lampe forme réflecteur ; enfin dans le troisième modèle la lampe est

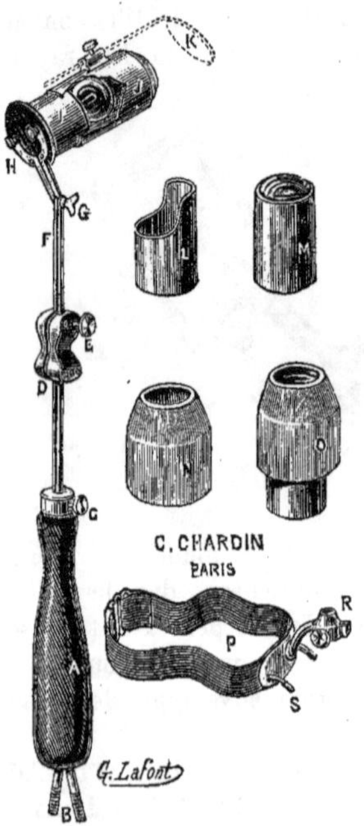

Fig. 99. — Photosphore.

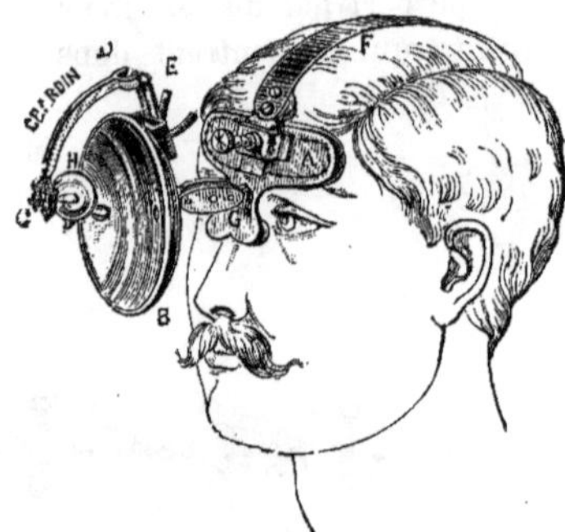

Fig. 100. — Éclairage frontal (Chardin).

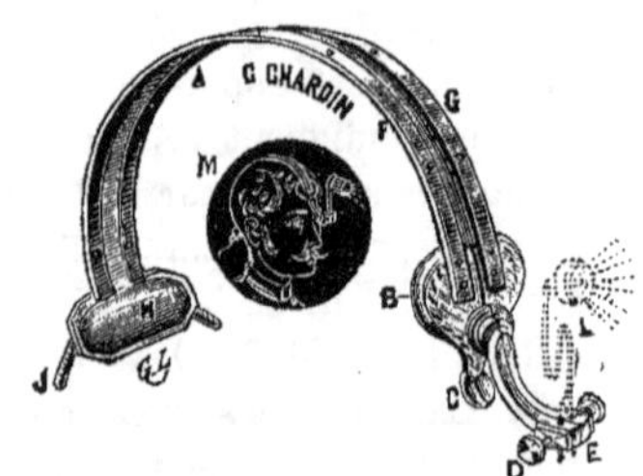

Fig. 101. — Lampe frontale.

maintenue à la hauteur des yeux et deux œillères tronconiques guident les rayons visuels vers l'endroit éclairé et empêchent l'œil d'être gêné par le rayonnement direct.

On peut varier à l'infini ces dispositifs ; la lampe peut par exemple être fixée sur

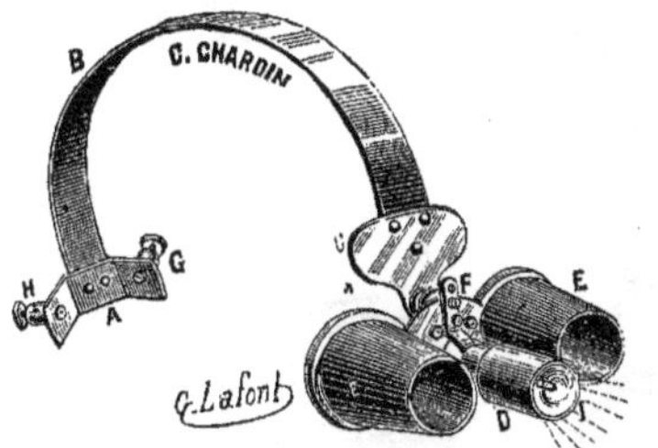

Fig. 102. — Photosphore frontal.

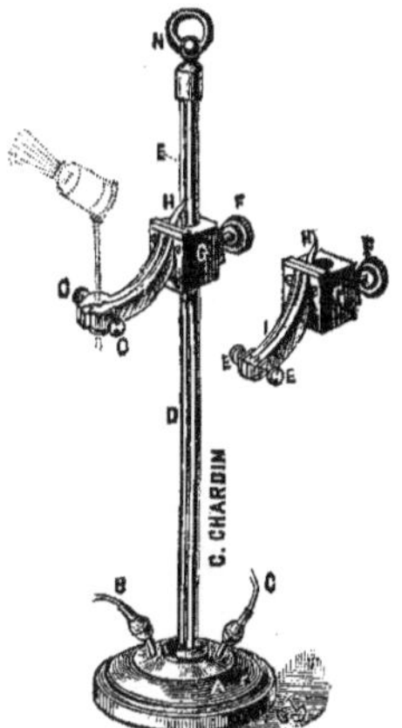

Fig. 103. — Support Chardin.

un pied à hauteur variable (fig. 103) ou sur une tige articulée sur une bague passée au doigt de l'opérateur (fig. 104).

L'abaisse-langue lumineux de M. Chardin (fig. 105) donne encore une solution très heureuse ; au moment même où l'on appuie avec la partie B sur la langue du malade un léger pivotement a lieu autour de l'axe A, un contact s'établit et la lampe C

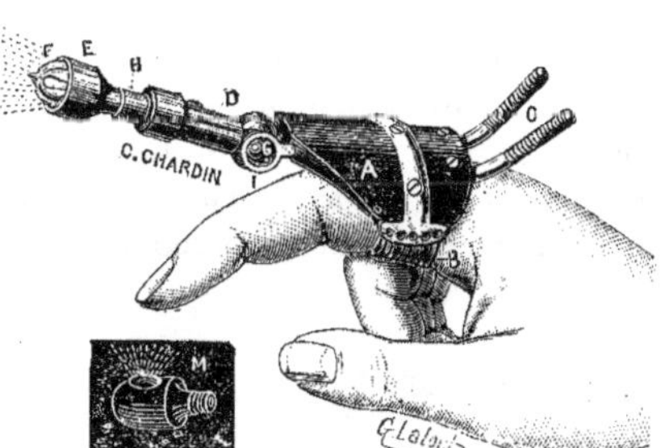

Fig. 104. — Bague lumineuse (Chardin).

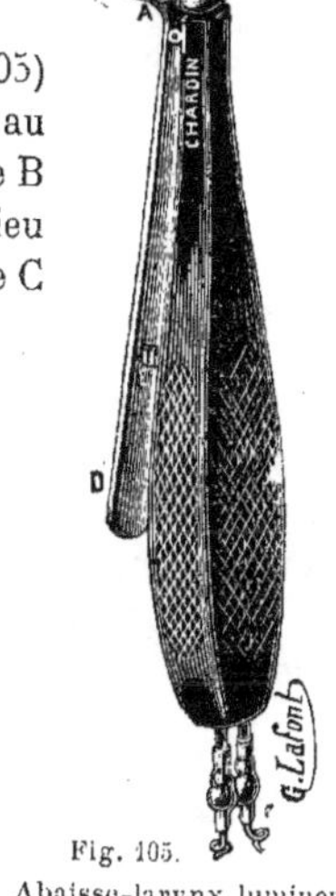

Fig. 105.
Abaisse-larynx lumineux.

s'illumine éclairant dans la perfection la bouche et l'arrière-bouche; ces régions se trouvent ainsi vivement éclairées durant tout le temps que la langue est déprimée ; dès que l'on retire l'appareil un petit ressort E ramène le levier BD à sa position primitive et la lampe

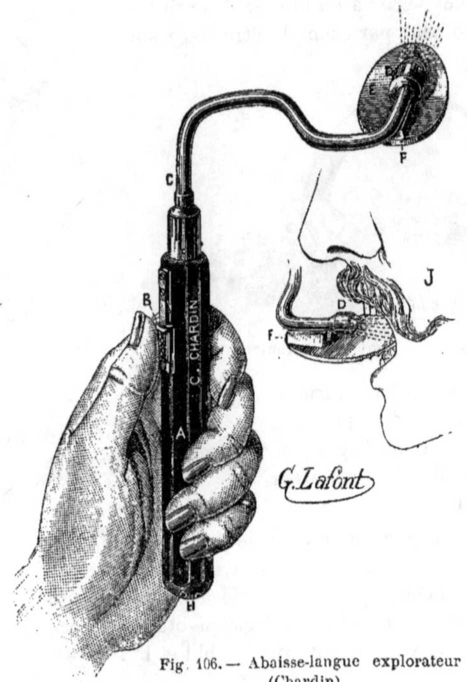

Fig. 106. — Abaisse-langue explorateur (Chardin).

s'éteint d'elle-même sans que l'opérateur ait à s'occuper en quoi que ce soit de son appareil. Dans l'abaisse-langue explorateur de la figure 106, la tige est coudée de façon à rejeter la main de l'opérateur et le manche de l'instrument en dehors de l'axe de la lampe et du rayon visuel ; un interrupteur B permet d'illuminer la lampe à volonté.

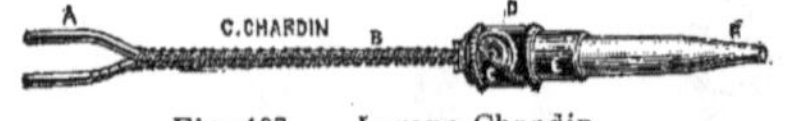

Fig. 107. — Lampe Chardin.

Dans l'appareil construit par M. Chardin la lampe D (figure 107) est recouverte par une monture E portant un long cylindre de cristal F, les rayons lumineux se transmettent par le cristal et l'on peut ainsi appuyer sur l'organe la partie éclairante sans l'indisposer par la moindre impression de chaleur. La figure 108 représente un spéculum électrique possédant une petite lampe électrique B qui s'illumine dès que l'on ouvre les valves A. La figure 109 montre un

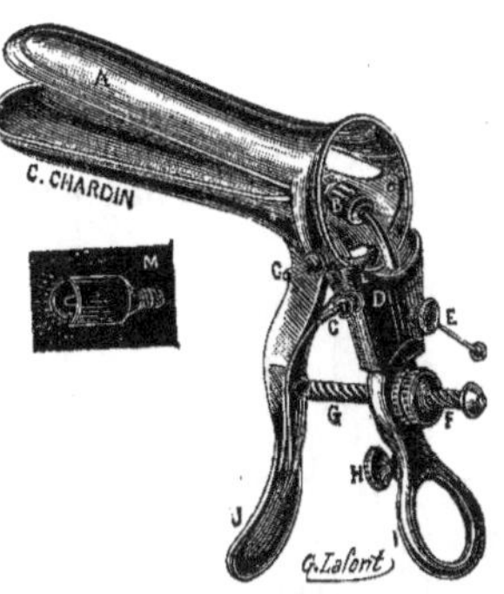

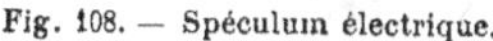
Fig. 108. — Spéculum électrique.

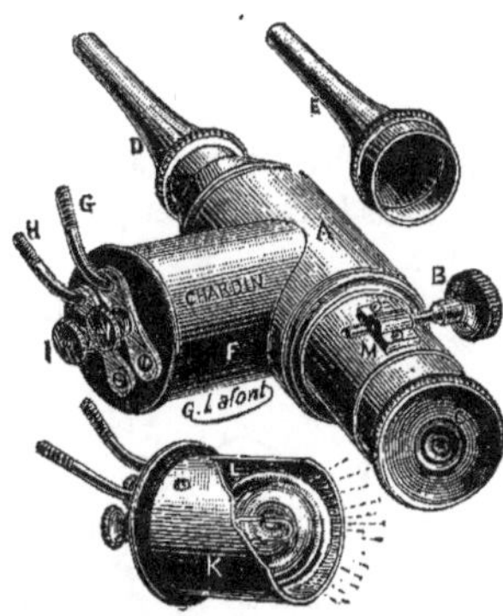

Fig. 109. — Otoscope (M. Chardin).

otoscope à éclairage électrique dans lequel la lampe est placée sur le côté dans un cylindre métallique K qui pénètre à frottement doux dans le tube latéral F de l'appareil ; les rayons lumineux sont renvoyés vers la partie à examiner par une glace à 45° ; en B se trouve la

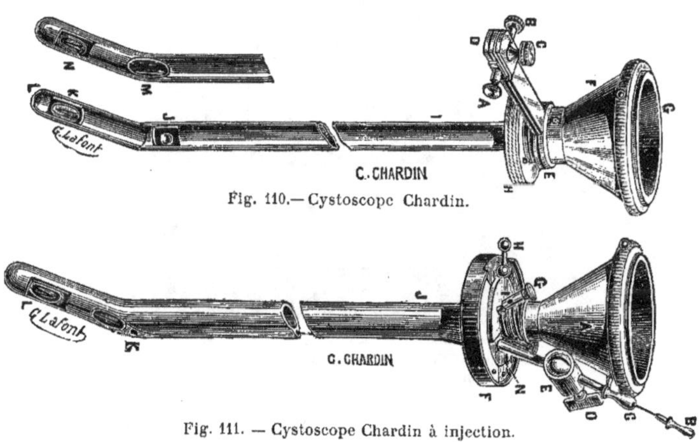

Fig. 110.— Cystoscope Chardin.

Fig. 111. — Cystoscope Chardin à injection.

crémaillère qui permet de mettre au point le système optique. Enfin les figures 110 et 111 représentent un cystoscope électrique pour les explorations de la vessie ; en L se trouve la lampe à incandescence qui

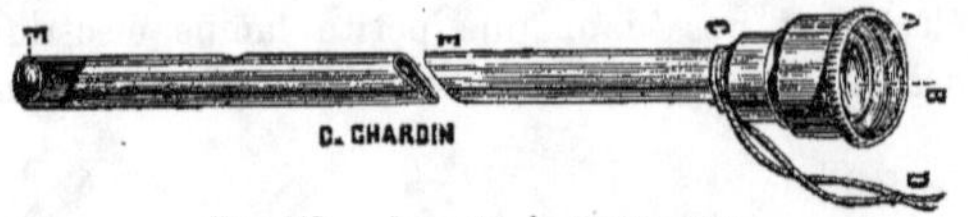

Fig. 112. — Lunette du cystoscope.

éclaire l'endroit examiné par la lunette B (fig. 112) entrant à frottement doux dans le tube JI et portant en F un prisme renvoyant l'image vers

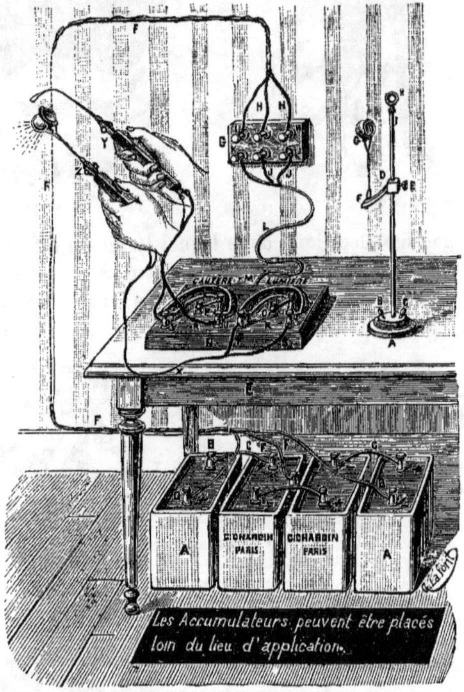

Fig. 113. — Dispositif de M. Chardin pour l'alimentation simultanée d'un galvanocautère et d'une lampe.

l'oculaire B ; dans le modèle de la figure 113 un conduit spécial C fermé par le robinet D permet l'injection de liquide durant l'examen.

Certes nous pourrions citer encore de nombreux appareils de ce genre mais les exemples que nous avons donnés suffisent largement pour montrer la facilité d'emploi de l'éclairage électrique et la multitude d'applications auxquelles il se prête.

Piles pour l'alimentation des lampes. — Les piles utilisées pour alimenter les lampes des appareils que nous venons d'examiner sont analogues à celles employées pour les galvanocautères et l'on peut dans certains cas utiliser les mêmes éléments. Le filament de charbon des lampes oppose toutefois une résistance plus grande que le fil de platine des galvanocautères et il est par suite indispensable de disposer d'un nombre d'éléments suffisant pour donner la tension nécessaire.

Pour utiliser le même appareil pour l'alimentation des galvanocautères et des lampes il est donc utile d'employer un nombre d'éléments suffisant pour fournir la tension nécessaire aux lampes et d'y joindre un coupleur permettant de grouper en quantité les éléments pour l'alimentation des galvanocautères.

On a d'ailleurs souvent à se servir en même temps des deux appareils car l'on doit fréquemment éclairer l'endroit à cautériser ; on peut dans ce cas utiliser la disposition de la figure 113 ; les quatre éléments sont montés en tension pour l'alimentation de la lampe par les fils reliés aux bornes BD des éléments extrêmes ; un troisième fil est branché sur le conducteur qui réunit les pôles des deux éléments du milieu de telle sorte que l'on puisse alimenter le cautère avec deux éléments pris à volonté à droite ou à gauche ; la tension est dans ce cas réduite de moitié ; dans chaque circuit se trouve intercalé un rhéostat R,R qui permet de régler l'intensité lumineuse de la lampe et la température du cautère. Dans notre gravure on utilise des accumulateurs qui peuvent être placés en dehors de la salle où l'on opère et reliés aux bornes de la planchette L par les trois fils dont nous avons parlé ; on peut naturellement employer la même disposition avec des piles groupées d'une façon identique.

Les accumulateurs sont toutefois bien plus commodes et partout où l'on dispose d'une source d'électricité permettant de les recharger on aura grand avantage à les employer.

AIMANTS OSCILLANTS. — On emploie pour le traitement de certaines affections, en Suisse surtout, l'action du champ magnétique oscillant d'un puissant électro-aimant alimenté par un courant alternatif.

Le malade reste habillé, et assis, présente devant l'aimant oscillant la partie du corps qu'il s'agit de soumettre à son action.

En approchant la région temporale du champ magnétique oscillant créé par un de ces électro-aimants, on provoque certains phénomènes objectifs visuels, des lueurs, mais pas de sensation douloureuse.

Ils seraient d'un bon effet dans les manifestations douloureuses de la *goutte*, des *rhumatismes*, des *névralgies*, dans la *neurasthénie*, l'*insomnie*, les *migraines*.

OZONE. — La production de l'ozone est de source presque exclusivement électrique.

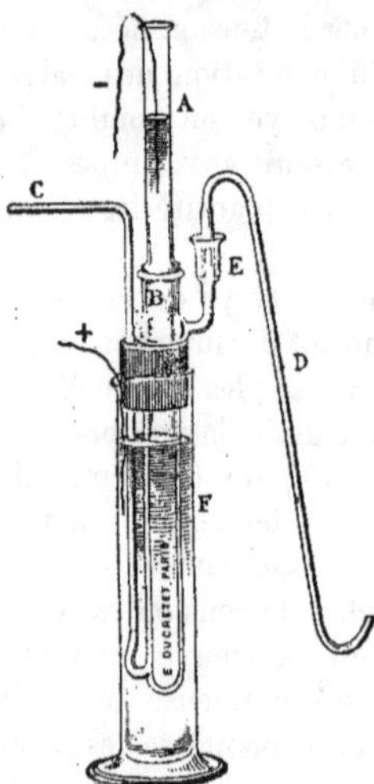

Fig. 114. — Appareil ozoneur de M. Berthelot.

En médecine, l'ozone sert au traitement de certaines maladies comme la *chlorose*, l'*anémie* et la *tuberculose* ou encore le *diabète* et l'*albuminurie* ; il est employé dans ces cas par inhalation. Il est aussi utilisé pour la *stérilisation des boissons alimentaires* et *médicamenteuses*, pour la *désinfection* des salles d'hôpitaux et sert comme agent prophylactique contre les maladies contagieuses telles que la coqueluche, la rougeole, la diphtérie, la scarlatine, etc.

Appareils producteurs d'ozone. — Pour réaliser la production de l'ozone, il suffit de faire agir l'effluve électrique sur l'air ou l'oxygène ; Berthelot effectua le premier cette préparation à l'aide de l'appareil classique que représente notre figure 114 et qui est formé d'un tube de verre plongeant dans une éprouvette d'eau acidulée et recevant un second tube plus étroit contenant également de l'eau acidulée et formant bouchon rodé à l'émeri ; entre ces deux tubes existe un léger espace où circule l'air ou l'oxygène, sur lequel agit l'effluve électrique produit par une source d'électricité à très haute tension dont les deux pôles communiquent l'un avec l'eau

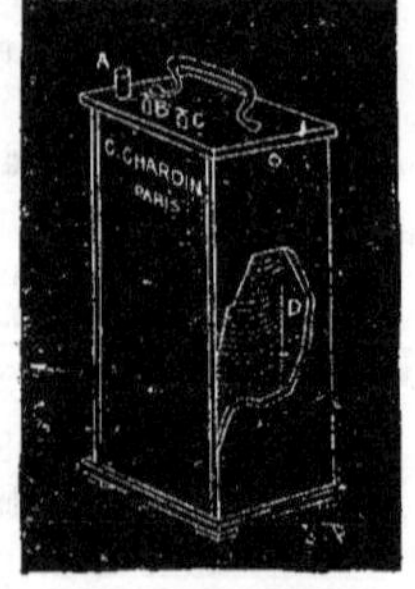

Fig. 115. — Ozoneur Chardin.

acidulée de l'éprouvette et l'autre avec l'eau acidulée contenue dans le tube inférieur.

La figure 115 montre un appareil construit par M. Chardin, et dans

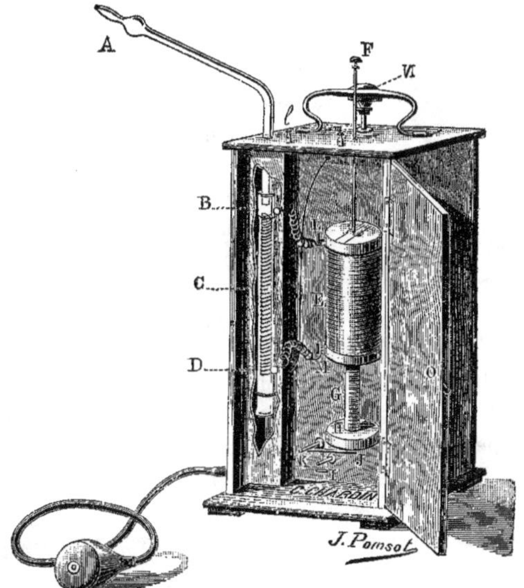

Fig. 116. — Appareil à ozone de Chardin.

lequel l'ozoneur et la bobine d'induction sont renfermés dans une boîte ; il suffit de mettre cet instrument en communication avec une source convenable d'électricité à l'aide des bornes (B) et (C) pour qu'il entre en action et que l'air ozoné se dégage par l'ouverture (A).

L'appareil que représente notre figure 116 est encore basé sur le même principe mais comporte quelques petits perfectionnements.

L'ozoneur à main (fig. 117) est encore du même système, il doit être relié à une bobine d'induction par les fils souples (E) (F) ; l'air y est refoulé par une poire en caoutchouc, traverse l'appareil et sort par le pavillon (B) où il peut être aspiré par la personne qui supporte l'instrument. La figure 118 représente ce même ozoneur à main avec sa bobine d'induction et sa pile.

Dans l'ozoneur de M. Radiguet (fig. 119) la source d'électricité est constituée par une pile bouteille au bichromate de potasse renfermée dans une caisse portant sur un côté la bobine d'induction ; l'ozoneur proprement dit est constitué par un fil métallique communiquant avec l'un des pôles du circuit secondaire de la bobine et enroulé en hélice sur un gros tube contenant à l'intérieur un tube vide d'air relié à l'autre pôle ; c'est entre l'espace qui sépare ces deux tubes que l'effluve se produit et agit sur l'air qui y est refoulé par une poire de caoutchouc.

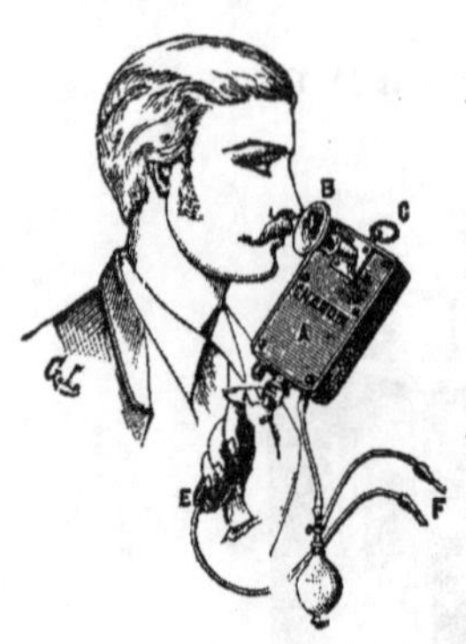

Fig. 117. — Ozoneur à main.

M. Bonetti construit un ozoneur analogue représenté par la figure 120 et destiné à être alimenté par ses machines électrostatiques que nous avons décrites plus haut ; notre gravure en indique suffisamment la disposition pour rendre inutile une plus longue description.

M. Ducretet construit des transformateurs spéciaux destinés à être branchés sur les distributions d'énergie électrique à courants alternatifs à 110 volts, comme de simples lampes de 16 bougies et qui élèvent la tension à 4.000 volts environ ; ces transformateurs peuvent alimenter (fig. 121) des appareils à ozone, à plaques multiples *Co*, sorte de condensateurs à circulation d'air ou d'oxygène ou encore des tubes à ozone Andreoli (fig. 122) composés d'un tube de Geissler intérieur communiquant à l'un des pôles et d'une série d'anneaux métalliques dentés extérieurs reliés à l'autre pôle ; c'est dans une enveloppe recouvrant ces anneaux que circule le courant d'air ou d'oxygène.

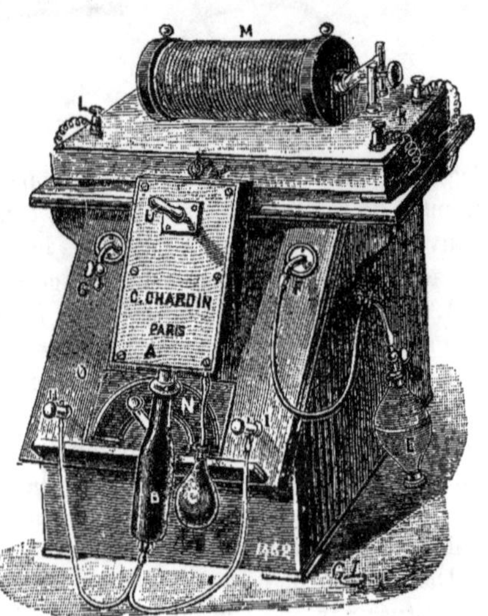

Fig. 118. — Ozoneur de cabinet (Chardin).

ÉLECTRO-AIMANT EXTRACTEUR. — Cet appareil, dont la figure 123 représente le modèle de M. Chardin est destiné particulièrement à extraire de l'œil les paillettes de fer qui ont pu s'y introduire ; il peut également

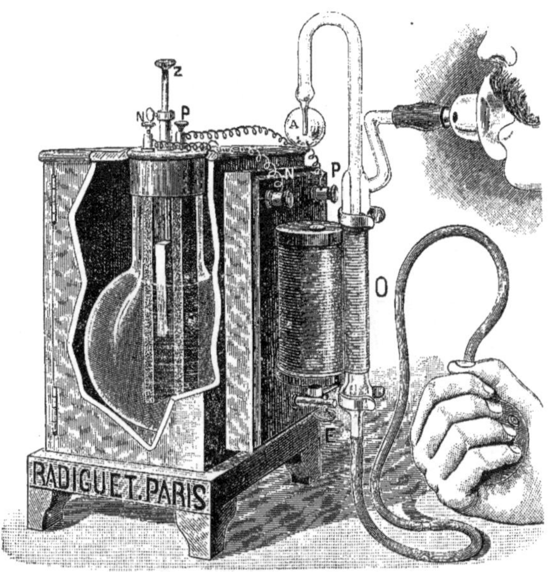

Fig. 119. — Ozoneur de M. Radiguet.

servir dans divers autres cas, par exemple l'extraction d'aiguilles ou de morceaux de métal magnétique quelconque entrés dans l'épiderme.

Il est simplement constitué par un électro-aimant d'assez grande dimension A aux extrémités duquel on peut visser des armatures de formes diverses B, C, H, en fer doux qui sous l'influence du courant parcourant les spires de la bobine prennent une aimantation très intense et attirent avec une puissance considérable les particules de métal magnétique qui peuvent se trouver à proximité.

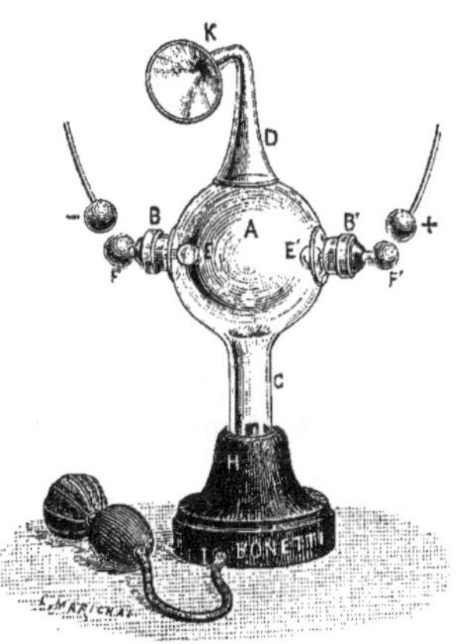

Fig. 120. — Ozoneur Bonetti.

Cet appareil possédant un fil assez gros peut être alimenté par une pile destinée aux galvanocautères.

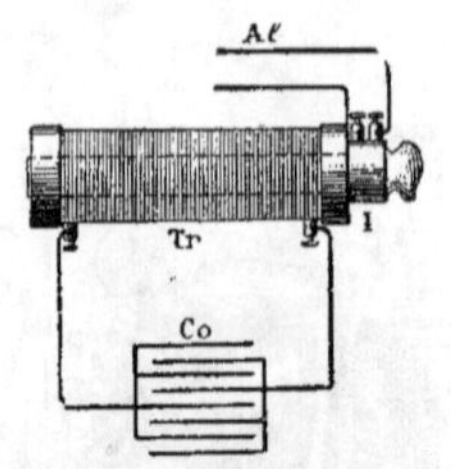

Fig. 121. — Ozoneur Ducretet.

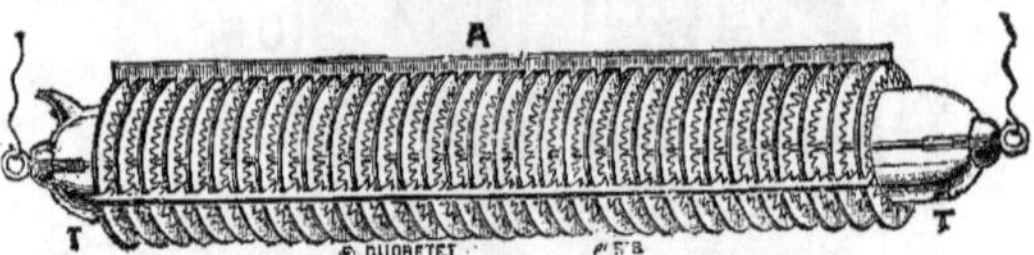

Fig. 122. — Tube à ozone Andreoli.

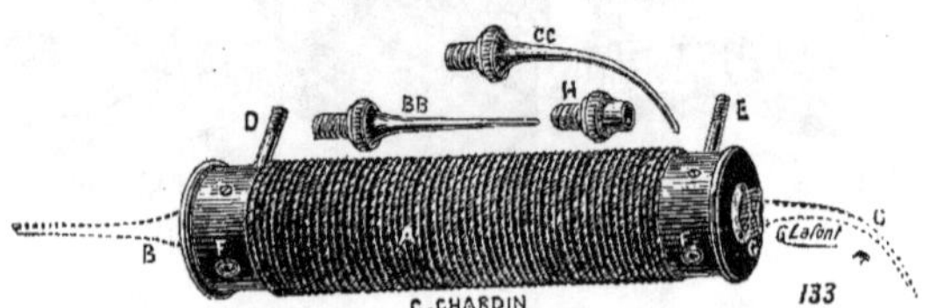

Fig. 123. — Électro-aimant extracteur.

MASSAGE VIBRATOIRE. — Ayant observé que certains malades atteints d'affections nerveuses éprouvaient un soulagement sensible lorsque leur corps avait été soumis à une trépidation assez énergique par suite par exemple d'un voyage en voiture ou en chemin de fer, Charcot et Gilles de la Tourette eurent l'idée d'employer ces trépidations comme traitement et pour les produire commodément ils firent construire un fauteuil agité mécaniquement par un moteur électrique et dans lequel le patient était remué et secoué énergiquement.

Depuis, on a construit de nombreux appareils de vibration qui ont subi des modifications successives. Actuellement, à un moteur (celui de M. Gaiffe, figure 28 par exemple) on peut adapter un flexible permettant d'administrer le massage vibratoire, dont les indications deviennent de plus en plus nombreuses, et qui peut être combiné dans bien des cas à l'action thérapeutique de l'électricité.

LARYNGO-FANTOME. — Cet instrument (fig. 124), imaginé par le

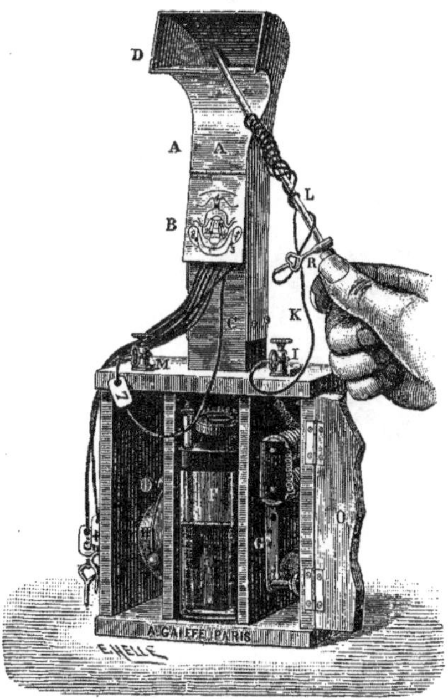

Fig. 124. — Laryngo-fantôme.

Dr Baratoux est destiné à apprendre aux médecins à franchir le canal bucco-pharyngien sans toucher ses parois et à porter un instrument en un point du larynx désigné à l'avance.

Il se compose d'un conduit métallique A, analogue à celui du laryngo-fantôme du Dr Labus et qui représente autant que possible la longueur et la direction du canal bucco-pharyngien de l'homme. A la partie inférieure du conduit est placé un larynx artificiel muni de contacts métalliques en divers points de sa surface.

La base de l'appareil contient une pile F, une sonnerie à grelot G et une sonnerie à timbre H, qui sont reliées, par un système de conducteurs, au larynx artificiel, au canal bucco-pharyngien A et à la tige métallique L.

Lorsqu'on simule une opération, la sonnerie à grelot se fait entendre si on touche le canal bucco-pharyngien ; celle à timbre fonctionne seulement lorsqu'on arrive sur le point du larynx désigné à l'avance.

SPHYGMOPHONE.— Cet appareil, imaginé par le Dr Boudet, construit par M. Gaiffe et représenté par la figure 125, permet d'explorer le pouls avec l'oreille et d'ausculter tous les bruits qui se produisent à l'intérieur du vaisseau.

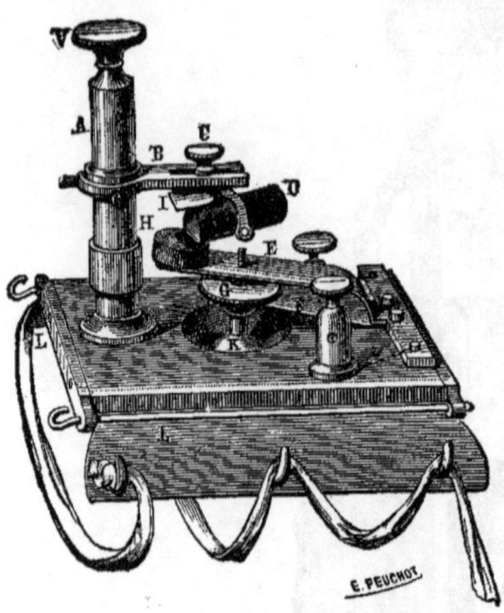

Fig. 125. — Sphygmophone du Dr Boudet.

Le myophone, du même auteur, que représente la figure 126, est destiné à entendre et étudier les bruits musculaires. Ces deux appareils sont essentiellement constitués par un microphone formé de deux charbons D, H et intercalé dans un circuit téléphonique ; le charbon inférieur H est solidaire d'une petite pédale (K fig. 125 et B fig. 126) s'appuyant sur le pouls ou le muscle dont on veut étudier les pulsations ou les mouvements ; la pression du charbon supérieur sur le charbon inférieur, dont dépend en grande partie la sensibilité de l'appareil, peut être réglée par la vis spéciale V.

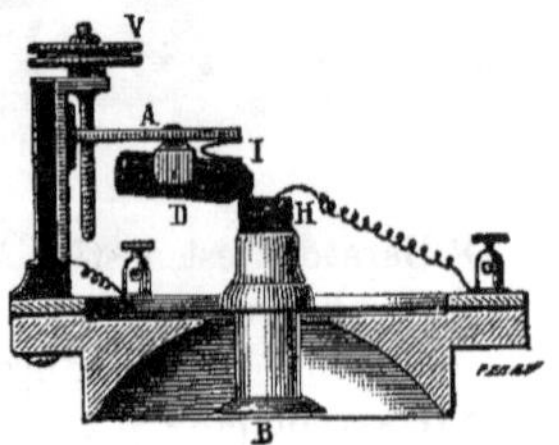

Fig. 126.
Myophone du Dr Boudet.

L'appareil microphonique du Dr Boudet, représenté par la figure 127, est destiné à l'auscultation des grosses artères, des anévrismes et des tumeurs vasculaires. Ici les pulsations de l'organe à étudier sont transmises à l'appareil par l'intermédiaire d'un système pneumatique formé d'une embouchure spéciale B ou A, reliée par un petit tube de caoutchouc à un tambour T fermé par une membrane qui reçoit l'un des charbons du microphone.

Nous pourrions citer encore une grande quantité d'appareils électriques spécialement construits pour des applications médicales ou chirurgicales ; mais les quelques types que nous avons indiqués

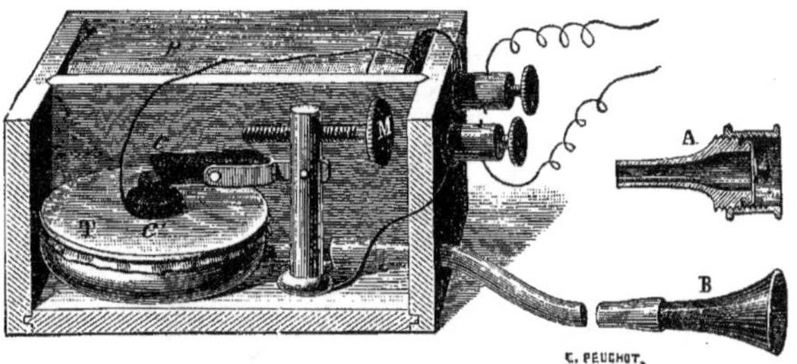

Fig. 127. — Microphone du Dr Boudet pour l'auscultation.

suffisent à donner une idée de la grande variété de ressources que l'électricité peut donner aux médecins et aux chirurgiens.

LUMIÈRE. — Les bains de lumière ont sur l'organisme une action stimulante, favorisant les échanges. On les emploie dans les rhumatismes, les névralgies, pour provoquer la sudation et diminuer l'obésité. La partie du corps sur laquelle on se propose d'agir, qu'il s'agisse d'un membre ou de la totalité de l'individu est placée dans une caisse, variant suivant les cas, dont les parois intérieures sont revêtues de glaces ou de plaques en verre opale blanc. Des lampes à incandescence sont disposées en lignes à l'intérieur de la caisse. Elles peuvent s'allumer par groupes, à l'aide de commutateurs différents. Un thermomètre, visible à l'extérieur permet de contrôler à tout instant la température du bain. Ajoutons que la boîte, lorsqu'il s'agit d'un bain complet, présente une ouverture supérieure, laissant la tête à l'air libre. Un dispositif spécial permet d'appliquer à volonté des radiations blanches, bleues ou rouges.

AIR CHAUD. — L'emploi de l'air chaud tend à se généraliser de plus en plus en médecine et en chirurgie (arthrites, rhumatismes chroniques, névralgies, ulcères variqueux, lupus, cautérisation, gangrène diabétique, cancers de la peau, etc....).

M. Gaiffe a construit différents modèles : nous donnons la figure de celui que sa mobilité permet de rouler facilement d'une pièce à une autre dans un hôpital ou une maison de santé (fig. 128). Il fonctionne sur secteur de 110 volts.

L'ensemble des instruments est monté sur un châssis métallique à roulette : Il comporte un rhéostat de réglage du moteur lequel est à la

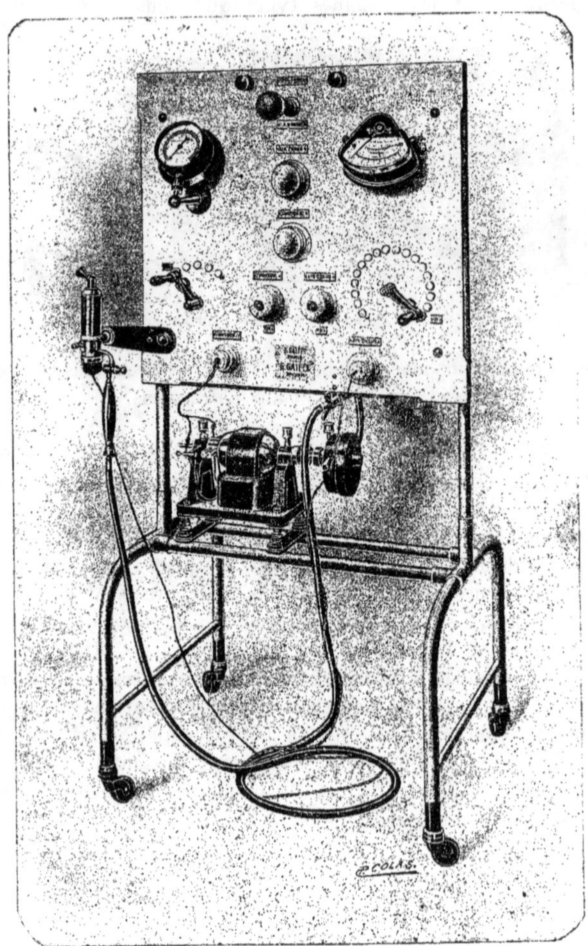

Fig. 128. — Installation modèle pour air chaud (M. Gaiffe).

partie inférieure. Le tableau présente également les appareils de réglage et de mesure du courant pour la sonde, et le manomètre pour mesurer la pression d'air utilisée.

La sonde ou générateur électro-thermique se compose d'un appareil thermique monté sur un manche isolant. Un bouton-poussoir avec écrou de réglage permet de modifier la quantité d'air traversant la sonde sans avoir à toucher au générateur d'air. Le petit modèle de sonde de M. Gaiffe fonctionne seul sur cet appareil : il consomme de 3 à 5 ampères sous 110 volts pour des températures de 600 à 700°, répondant ainsi à tous les emplois de l'air chaud.

TABLE DES MATIÈRES

Deuxième Partie

COURANTS INDUITS ET GALVANO-FARADIQUES
ELECTRO-DIAGNOSTIC

Troisième Partie

AUTRES COURANTS

Quatrième Partie

COURANTS DE HAUTE FRÉQUENCE

Cinquième Partie

APPENDICE

Pap., Grav. et Imp. L. GEISLER,
aux Chatelles, par Raon-l'Étape (Vosges),
et 3, rue de la Bienfaisance, Paris.

www.ingramcontent.com/pod-product-compliance
Lightning Source LLC
LaVergne TN
LVHW050414160826
845677LV00002BA/369
* 9 7 8 2 3 2 9 7 9 1 8 4 5 *